한방에
끝내는
육아

한방에 끝내는 육아

도토리

한방에 끝내는 육아

초판 1쇄 인쇄 2020년 12월 10일 인쇄
초판 1쇄 발행 2020년 12월 20일 발행

저　　자 현경철·이 훈
일러스트 이교하
편　　집 조병훈·송세진·최현주

펴낸곳 도토리
펴낸이 권우석

주소 서울특별시 강서구 마곡서로 56 SB타워 3차 906호
전화 02-2654-2588
팩스 02-2654-2544
메일 dotorimedia@naver.com
블로그 blog.naver.com/dotorimedia

ISBN 979-11-965889-7-7 13510

이 도서의 국립중앙도서관 출판예정도서목록(CIP)은 서지정보유통지원시스템 홈페이지(http://seoji.nl.go.kr)와 국가자료종합목록구축시스템(http://kolis-net.nl.go.kr)에서 이용하실 수 있습니다.
(CIP제어번호 : CIP2020049913)

프롤로그

"어떻게 하면 우리 아이가 아프지 않고 잘 클 수 있을까요?" 지난 20년간 병원에서 가장 많이 들은 질문이다. 그때마다 "리듬을 타면서 클 수 있도록 도와주면 되지 않을까요?"라고 대답해 왔다.

"리듬이요?" 음악에 리듬이 있고, 모든 일에 '흐름'이 있듯, 아이가 자랄 때도 이 '리듬'이란 것이 있다. 이러한 성장 리듬에 맞춰 적응하며 생활할 수 있다면 '아프지 않고, 잘 크는 것'은 그리 어려운 문제가 아니다. 부모는 아이가 자연의 흐름에 순응을 할 수 있도록 조금만 도와주면 된다.

우선, '하루 리듬'을 찾는 것이 중요하다. 이것은 가장 기본이 되는 '리듬'이다. 우리 몸은 해가 뜨면 먹고 활동하고 소화시키는 양(陽)의 리듬을 탄다. 반면, 해가 지면 음(陰)의 리듬을 타면서 잠을 통해 휴식을 취하고 다음 날을 위한 준비를 한다. 이때 성장도 이루어지게 된다. 아이에게 잘 먹고 잘 놀고 잘 자는 것처럼 중요한 미션이 있을까? 이것이 건강한 몸의 최소 조건이고, 이를 위한 가장 기본적인 리듬이 '해의 리듬'을 타는 것이다. 다시 말해 '아침에 해가 뜨면 일어나는 것'이 자연의 섭리이자 건강의 시작이다. 아침에 해와 함께 일어나고 낮에 충분히 활동하고 낮잠도 적절한 시간에 잔다. 너무 많이 먹지 않고 너무 덥지 않은 환경(적당한 습도와 온도)에 적응하는 것 역시 자연스럽고 건강한 상태이다. 해가 지면 스르르 잠이 드는 것까지가 바로 하루의 리듬이다.

하루 리듬은 '생애 발달 리듬'으로 이어진다. 태어나서 돌 무렵까지는 목을 가누고, 뒤집고, 기고, 앉고 서는 운동기능 위주의 발달이, 두 살까지는 씹어 먹고, 소화하고 흡수하는 소화기 위주의 발달이, 서너 살까지는 감정과 정서 위주의 발달이, 네다섯 살까지는 감기 등 질병을 견디고 이겨내는 호흡기의 발달이, 그리고 예닐곱 살 무렵에는 생각하고 궁리하는 인지기능의 발달이 순차적으로 이루어진다. 이러한 발달 과정에 따라 아이가 적응할 수 있도록 도와준다면 아이는 발달 리듬에 맞춰 자연스럽게 성장할 것이다.

이렇게 하루 리듬과 생애 발달 리듬에 몸을 맡겨 자라나는 아이들은 평생 훌륭한 자산을 가진다. 감기와 같이 병을 이기는 면역력은 물론, 어린이집에 다니거나 동생이 태어나는 것 같은 상황에도 잘 적응하는 넉넉하고 긍정적인 심성을 지니게 된다.

부모님들과 이야기를 나누어 보면 걱정도 많고, 궁금한 것도 많다. 요즘은 인터넷 등을 통해 이미 많은 지식을 가지고 오신다. 그런데 '너무 많은 정보' 때문에 더 많은 걱정과 궁금증이 생기니 문제다. 정작 내 아이에게 필요한 해답을 얻지 못해 고민하고, 때로는 잘못된 정보를 가지고 아이에게 적용했다가 해를 입게 되는 경우도 있어서 안타깝다. 병원이란 데가 특별한 문제가 있을 때 오는 곳이니, 이미 '리듬 타기'에 실패한 부모님들을 만나게 된다. 미리 알았으면 훨씬 수월했을 육아가 먼 길을 돌아오게 되는 것이다.

모든 부모는 아이라는 축복과 함께 육아라는 숙제를 떠안는다. 때로는 아이에 대한 사랑이 걱정과 염려, 그만큼의 의문과 고민을 낳는다. 책에는 20년 동안 진료실에 쌓인 실제 사례와 상담과 연구를 통해 체득한 나름의 지혜를 담았다. 이를 통해 많은 부모들의 답답한 체증이 해소될 수 있기를 바란다. 엄마, 아빠 그리고 아이들이 '리듬 타기'의 행복을 누릴 수 있기를 바란다.

2020년 11월

병원장 현경철

Contents

part3 잠과 건강

2부 성장

part1 꼬물이 (0~1세)

Contents

part5 똘똘이(5~7세)

Q&A

부록 체질

육아 건강 리듬 체질

1부

잠

좋은 잠이야말로 자연이 인간에게 부여해주는
살뜰하고 그리운 간호부다.

셰익스피어

part

1

잠, 잠, 무슨잠

- ✓ 우리나라는, 잠 부족국가
- ✓ 왜 ASMR에 열광할까?
- ✓ 렘수면과 비렘수면
- ✓ 음과 양 그리고 잠

우리나라는, 잠 부족국가

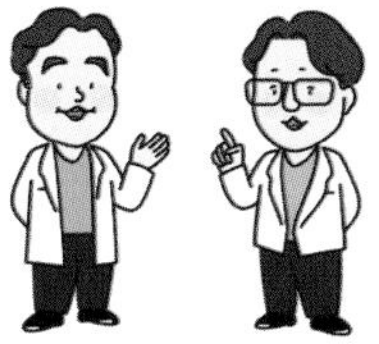

박사학위를 받고 난 후 연구를 좀 더 하기 위해 2년 동안 온 가족이 미국에서 생활한 적이 있었다. 새로운 곳에 적응하기 위해 필요한 일들을 어느 정도 해결하고 숨을 돌릴 때쯤, 그동안 못했던 운동을 해 볼 요량으로 헬스센터에 등록하였다. 생각보다 저렴한 비용으로 큰 규모의 수영장과 운동시설, 그룹PT, 사우나 등 부대시설을 이용할 수 있었다. 부모들이 운동을 하는 동안 아이를 맡겨 놓을 수 있는 놀이시설과 가족이 함께 샤워를 할 수 있는 곳도 눈길을 끌었다. 여기서 자연스럽게 미국 부모들이 아이들에게 들이는 수면 습관을 볼 수 있었다.

미국 부모들은 대개 오후 5시 정도 퇴근 후, 직장에서 일을 하는 동안 육아시설에 맡겨 놓은 아이들을 데려와 헬스센터로 간다. 헬스센터에 있는 놀이시설에서 아이를 놀게 하고, 부모들은 운동을 한다. 운동 후 아이들을 씻기고 카페테리아에서 저녁을 간단히 먹인 후 집으로 돌아가 7~8시쯤 아이들을 재운다. 부모들도 집안일을 하고 10시쯤 잠자리에 든다. 부모들이 일하는 주중에는 대개 비슷한 생활을 반복하였다. 아이들은 12시간 이상, 성인은 8시간 정도 수면을 취한 후 아침에 기상한다. 아이와 부모 모두 우리나라보다 일찍 자고 충분히 더 많은 시간을 자는 습관이 배어 있음을 알 수 있었다.

다른 지역과는 달리 내가 지냈던 곳만 그랬을까? 아니다. 우리나라 아이들 1,036명을 포함해 전 세계 13개국, 약 3만 명의 영유아를 대상으로 수면 시간을 비교해서 발표한 연구 결과를 보자. 서구의 아이들은 평균 8시 25분쯤 잠자리에 들어 총 13시간 정도 잠을 자는 것으로 나타났다. 생각해 보면 미국에서는 밤 10시 이후 불이 켜져 있는 집을 거의 볼 수가 없다. 미국 주택가 조명 밝기는 우리나라의 1/3 수준으로 수면을 방해하지 않도록 하고 있다.

우리나라 현실은 어떤가? 같은 연구를 살펴보면 우리나라 아이들은 평균 10시 8분에 잠자리에 들기 시작한다. 이는 서구 아이들과 비교해도 늦은 시간이지만 다른 아시아 국가 아이들보다도 평균 30분 이상 늦다. 낮잠을 포함한 총 수면 시간이 다른 나라들에 비해 30분에서 1시간 이상씩 차이가 난다. 낮잠 횟수도 상대적으로 적다. 잠을 가장 늦게 자고 가장 짧게 자는 1위 국가라고 할 수 있다. 서구의 아이들처럼 이른 시간에 잠을 자고 오랜 시간 동안 자는 아이들을 보기 힘들다.

아이들 잠의 중요성은 아무리 강조해도 지나치지 않다.

자면서 낮에 있었던 일들 중 불필요한 것은 없애고 기억해야 할 것을 갈무리하여 뇌에 저장한다. 뇌세포 발달과 함께 뇌세포 사이를 연결하고 문제가 있는 뇌세포에서 발생하는 노폐물도 제거한다. 자는 시간이 줄면 집중력이 흐트러지면서 사고능력도 저하된다. 충분한 잠은 내분비 기능을 향상시켜 면역성을 높이고, 뇌에서 분비되는 신경 전달 물질이 정상적으로 분비되면서 불안감과 우울감을 줄인다. 그리고 비만, 혈당, 혈압을 안정시켜 성인병 예방에도 도움이 된다. 서구 부모들은 잠의 중요성을 인식하고, 아이들의 미래 건강을 위해서 충분히 대비하고 있는 셈이다.

우리나라 부모들도 잠의 중요성에 대해 잘 알고 있을 테지만 아이가 잠을 잘 자도록 도와주지는 못하고 있다. 같은 연구에서 보면 우리나라 영유아들이 밤중에 깨는 횟수는 1.49회로 서구 아이들 1.13회에 비해 자주 깨는 것으로 나타났다. 총 수면 시간이 적은데다 밤에 자주 깨니 수면의 질이 떨어질 수밖에 없다.

여기에는 여러 가지 이유가 있다. 아이에게 조금이라도 더 잘해

주려다 보니 아이들의 잠을 방해하는 경우도 있다. 일을 끝내고 퇴근하는 시간이 대체로 늦어 아이와 놀아줄 시간이 부족하다. 아이와 밥을 먹고 나면 벌써 잠자리에 들어야 하는 시간이다. 하지만 부모는 아이와 같이 있어 주지 못한 미안한 마음에 조금 더 놀아주려고 한다. 그러면 아이는 놀 때의 흥분이 가라앉기까지 시간이 걸려 잠드는 시간이 늦어진다. 아이와 놀아주는 것은 휴일로 미루고, 주중에는 잠자기로 약속한 시간에 잠들 수 있도록 습관을 들이는 것이 아이에게 더 유익하다.

아이들의 수면을 방해하는 잘못된 육아 방식도 있다. 부모들은 배를 채워야 통잠을 잘 수 있다고 생각해서 자기 직전 수유하려고 한다. 장시간 텔레비전 시청도 자는 시간을 늦춘다. 부모와 함께 자는 육아 방식은 온돌문화로 인해 전통적으로 내려오는 것이기는 하지만 숙면에 도움이 되지 않는 경우가 많다. 전문가들은 이런 습관을 개선해야 할 사항으로 꼽는다. 그 외에도 시원하게 재우고, 낮에 활동량을 늘리도록 하는 것도 아이들이 좋은 수면 습관을 들이는데 중요하다.

올바른 수면 습관은 어렸을 때 부모들이 꼭 형성해 주어야 할 습관 중 하나이다. 집중력이 떨어져 산만해 보이는 아이, 감기에 자주 걸리고 면역력이 떨어진 아이, 성장 발육이 또래에 비해 더디거나 반대로 체중이 많이 나가는 아이 모두 잠과 관련이 있다. 잠을 해결해 주면 이런 문제도 저절로 풀리는 경우가 많다. 하루에 몇 시간을 자는지, 자면서 깨거나 하지 않는지, 자고 일어날 때 기분 좋게 일어나는지 등을 꼼꼼히 체크 해야 한다.

수면 습관을 방해하는 요인이 무엇인지 살펴보고 개선해 주어야 한다. 하지만 부모들이 아이의 습관을 바꾼다는 것은 쉽지 않아서 원래대로 생활하게 내버려 두는 경우도 있다. 좋은 방향으로 바꾸려고 할 때 아이가 힘들어하는 것을 보면 안타까울 수도 있다. 하지만 좋은 약은 입에 쓰다. 나이가 어리면 어릴수록 조금만 노력해도 바꿀 수 있다. 어렸을 때 습관을 들이면 평생 지속될 수 있다. 지금부터 좋은 습관이 아이 몸에 배이도록 하면 평생의 건강을 선물해주는 것이다.

연령대별 권장 수면 시간

연령대	나이	권장(시간)	부적당(시간)
신생아	0~3개월	14~17	11 이하, 19 이상
영아	4~12개월	12~15	10 이하, 18 이상
유아	1-2세	11~14	9 이하, 16 이상
미취학 아동	3~5세	10~13	8 이하, 14이상
취학 아동	6~13세	9~11	7 이하, 12 이상
10대	14~17세	8~10	7 이하, 11 이상
청년	18~25세	7~9	6 이하, 11 이상
성인	26~64세	7~9	6 이하, 10 이상
노인	65세 이상	7~8	5 이하, 9 이상

미국 수면 재단이 발표한 연령대별 권장 수면 시간

왜 ASMR에 열광할까?

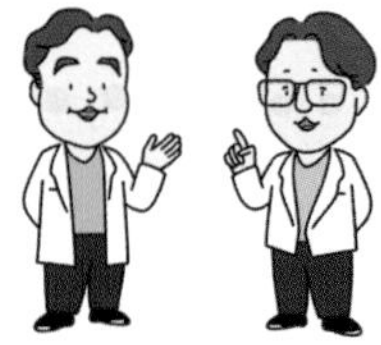

아이가 자는 모습을 보면 정말 사랑스럽다. 손을 꼼지락거리고 입을 오물거리면서 빨기도 한다. 팔다리를 움찔거리면서 깜짝 놀라는 모습은 부모를 놀라게도 하지만, 아이가 배냇짓을 하면 하루의 피로가 싹 가신다. 육체적, 정신적으로 고달팠던 순간이 보상받는 느낌이다. 아이 모습은 좋은 꿈을 꾸고 있는 것도 같고, 입을 오물거리면 뭔가를 맛있게 먹고 있는 것 같다. 우리 아이 머릿속에서는 과연 어떤 일들이 일어나고 있는지 궁금하기도 하다.

오래전부터 과학자들도 잠에 대해 궁금해하고 있었으나 잠이라는 것은 20세기 초까지 미지의 영역이었다. 독일의 정신과 의사인 한스 베르거가 뇌전도 장치(EEG, electroencephalogram)를 고안해 내고 나서야 잠을 탐구할 수 있게 되었다. 약 860억 개의 신경세포로 이루어진 우리 뇌는 이들이 서로 작용하면서 전기적 신호가 일어난다. 각각의 작용은 아주 미세하지만 모아 놓게 되면 큰 전기에너지를 발생시킨다. 보통 뇌에서 발생하는 전기에너지는 20와트 전구에 전기를 충분히 공급할 수 있을 정도다. 뇌 신경 사이의 전기적 흐름이 뇌파이고, 뇌파를 외부에서 측정하여 기록하는 장치가 바로 한스 베르거의 뇌전도 장치다.

사람의 뇌파는 주파수 범위에 따라 다섯 가지로 분류할 수 있다. 델타파, 세타파, 알파파, 베타파, 감마파이다. 몸과 마음 상태에 따라 비슷한 주파수대가 나타나게 되는데, 아주 깊은 수면이나 명상으로 무아지경에 이르면 델타파(0.2~4Hz)를 볼 수 있다. 세타파(4~8Hz)는 텔레비전이나 게임을 하면서 집중하고 즐길 때 나타나거나 잠이 들기 시작하면 등장하는 파형이기도 하다. 알파파(8~13Hz)는 깨어 있지만 편안한 상태에서 발생하고, 베타파(13~30Hz)는 머리가 맑은 상태에서 집중하면 활성화된다. 감마파(30~50Hz)는 베타파보다 더 빠르게 진동하는 파형이다. 긴장 상태가 더욱 고조되거나 논리적으로 판단해야 하는 시기에 나타난다.

잠을 잘 때 발생하는 뇌파는 세타파와 델타파이다. 잠이 들기 전에는 몸이 이완되기 시작하지만, 아직 정신이 말짱하기 때문에 알파파가 나타난다. 얼마 지나지 않아 호흡은 점점 느려지고 눈동자가 이리저리 움직이게 된다. 그때부터 잠이 오기 시작한다. 뇌파의 주파수도 함께 느려지면서 세타파가 출현한다. 이로써 수면 1단계로 진입하게 된다. 이 시기에 깨게 되면 잠을 자지 못했다고 느낀다. 더 진행하면 심장 박동이 느려지고 체온이 떨어지면서 수면 2단계에 도달한다. 거의 모든 근육이 이완되면서 코를 골기도 하고 웅얼거리기도 한다. 아직 얕은 잠을 자는 시기이다.

수면 3, 4단계로 진행되면 뇌와 몸이 더욱 이완된다. 뇌는 아주 느리게 활동하면서 뇌파는 델타파가 출현한다. 외부 자극에 대해 거의 반응하지 않고 깨워도 일어나기 힘들다. 깊은 잠을 자는 시기이다. 이때는 신체적으로나 정신적 건강에 중요하다. 손상된 세포가 재생되어 회복하고, 성장호르몬을 비롯한 각종 호르몬도 분비가 된다. 낮에 습득된 정보와 자극도 정리가 된다.

요즘 많이 들을 수 있는 ASMR(Autonomous Sensory Meridian Response, 자율감각쾌락반응)도 뇌파와 관련이 있다. 유튜브에서는 셀 수 없을 정도로 많은 숙면 관련 ASMR 동영상을 찾아볼 수 있다. 관련 동영상을 보면 특별한 내용이 없다. 과자를 먹을 때 나는 바삭거리는 소리, 조용히 책장을 넘기는 소리, 물이 똑똑 떨어지는 소리 등 의미 없어 보이는 소리의 반복이다.

ASMR은 어떤 자극을 통해 정신적으로나 육체적으로 기분 좋은 감정을 느끼는 것을 말하는 것으로, 제니퍼 알렌이라는 인물이 처음 사용한 용어로 알려져 있다. 만족감을 일으키는 부드러운 자극을 트리거(Triggers)라고 하고, 트리거를 통해 몸이 느끼는 것을 팅글(Tingle)이라 한다. 팅글로 신체적으로는 기분 좋은 떨림이나 자극 등을 느낄 수 있고, 심리적으로는 행복감과 편안함, 안정감, 만족감 등이 발생한다. ASMR을 이용한 광고나 소리를 듣고 있으면 뇌에서는 델타파가 증가한다. 이런 현상은 깊은 잠을 자는 것처럼 우리 뇌가 편안함을 느낀다는 뜻이다.

ASMR을 이용한 컨텐츠가 유행처럼 번지고 있는 것은 스트레스에서 벗어나고 숙면을 하고 싶은 사람들이 많아졌기 때문일 것이다. 위에서 설명했듯이 이런 자극이 숙면도 유도하고 마음을 편안히 할 수 있음을 과학적으로도 설명할 수 있다. 하지만 ASMR의 범위가 어디까지인지 명확하게 규정되어 있지 않기 때문에 주의가 요구된다. 효과를 증명하기 위한 추가 연구도 필요할 것이다. 숙면을 위해 전적으로 이런 자극에만 의존하지 않고, 좋은 수면 습관을 들이도록 노력하는 것이 중요하다.

베르나르 베르베르의 〈잠〉이라는 소설에서 주인공의 어머니는 수면을 연구하는 의사이다. 소설의 첫 장면은 아들과 여자친구에게 수면 연구의 미래에 대한 설명으로 시작된다. "잠의 세계는 우리가 탐험해야 할 신대륙이에요. 캐내서 쓸 수 있는 소중한 보물이 가득 들어있는 평행 세계죠. 앞으로 학교에서 아이들에게 단잠 자는 법을 가르치는 날이 올 거예요. 대학에서는 꿈꾸는 방법을 가르치게 될 거예요. 대형 스크린으로 누구나 꿈을 예술 작품처럼 감상하는 날이 올 거예요." 미래 수면 연구에 대한 장밋빛 전망이다.

뇌파에 대한 연구가 발전하면서 뇌의 비밀이 서서히 밝혀지고 있다. 상당수의 단어가 뇌의 어느 영역에 저장되어 있는지 밝혀졌고, 생각만으로 로봇 팔을 움직일 수도 있으며, 꿈의 한 장면을 사진처럼 영상화한 시도도 성공했다. 언젠가는 우리의 꿈이 초고화질의 동영상으로 펼쳐질 날이 올 것이다. ASMR을 더욱 발전시켜 좀 더 깊은 잠을 잘 수 있도록 유도하고, 집중력과 창의력을 높이는 방법도 개발될 것이다. 머지않은 미래에 아직 밝혀지지 않은 잠의 비밀도 풀어지길 기대해 본다.

*** 텔레파시를 밝히고 싶었던 한스 베르거**

사실 한스 베르거는 엉뚱한 생각으로 뇌전도 장치에 대한 연구를 시작했다. 그가 20대에 군대에서 근무 할 때 말에서 떨어지는 부상을 당한 적이 있었는데, 사고 나는 순간 한스 베르거의 누나가 전보를 보냈다고 한다. 동생에게 위험이 닥쳤다는 이상한 느낌이 들어 안부를 묻는 전보였던 것이다. 이는 그가 가족에게서 받은 유일한 전보였기에 텔레파시의 존재에 대해 강한 확신이 들었다고 한다. 평생동안 이를 증명하기 위한 장치를 연구하면서 나온 결과물이 뇌전도 장치이다. 비록 텔레파시는 증명하지 못했지만 다른 연구자들이 수면에 대한 연구를 본격적으로 시작할 수 있는 계기를 마련해 준 것이다.

렘수면과 비렘수면

아이는 자는 동안 똑똑해진다

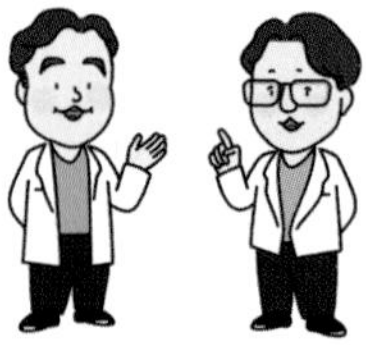

아이가 자는 모습을 본 적이 있는가? 누가 업어가도 모를 정도로 푹 자는 아이도 있는가 하면, 몸을 움찔움찔하는 아이도 있다. 아이가 자는 동안 몸을 많이 움직이면 경기를 한다고 생각해서 진료를 받으러 오는 경우도 있다. 아이는 두 가지 잠자는 모습을 모두 가지고 있는데, 뇌의 움직임 때문이다. 뇌가 휴식하는 것처럼 느리게 움직이면 몸을 거의 움직이지 않으면서 자고, 갑자기 활동성이 증가하면 팔과 다리가 움직이기도 한다. 전자는 비렘수면(non-REM sleep)상태이고, 후자는 렘수면(REM sleep)상태이다.

하루 일을 마치고 잘 시간이 되어 잠자리에 누웠지만, 아직 졸음이 오지는 않는다. 스트레스가 없거나 자기 전 심한 운동을 하지 않았다면 안정된 상태다. 그러다 졸음이 서서히 오기 시작하면서 뇌파

속도는 점점 느려진다. 이때가 1단계로 깨어있는 상태에서 잠들기 시작하는 시기이다. 이후 잠이 시작되는 2단계를 거쳐, 3단계인 깊은 수면에 이른다. 여기서 수면 1~3단계를 비렘수면이라고 한다. 이때는 뇌가 거의 활동을 하지 않기 때문에 조용히 자는 모습을 보인다.

비렘수면이 지나면 렘수면이 나타난다. 렘수면의 REM은 Rapid Eye Movement의 약자로 자는 동안 안구가 빠르게 움직이는 현상을 보고 붙인 이름이다. 심장도 빨리 뛰고 호흡도 얕아진다. 성인과는 달리 아이들은 근육 움직임의 제한이 거의 없기 때문에 팔과 다리가 움직일 수도 있다. 렘수면은 깰 때를 대비하여 뇌의 활동이 활발해지는 시기이며, 꿈을 꾸기도 한다. 쉽게 말하면 비렘수면이 깊은 잠, 렘수면이 얕은 잠, 정도라 할 수 있다.

비렘수면과 렘수면은 반복적으로 나타난다. 하나의 비렘수면에서 렘수면까지 주기는 영아기에는 45~60분 정도 되고, 성인은 90~110분으로 늘어난다. 영유아기에서는 렘수면 시간이 길다가, 다른 생체리듬과 조화를 이루면서 점점 비렘수면이 늘어난다. 출생 후 5세 정도 되면 일정한 패턴이 형성되어서 성인처럼 4~5회 반복된다.

그렇다면 자는 동안 무슨 일이 일어날까? 자는 동안 뇌에서는 새로운 자극을 기억하고 학습한다. 아이는 엄마 뱃속에 있을 때와는 전혀 다른 새로운 세상에 적응해 나가고 있다. 아이는 주위 여러 자극 중 자신에게 위협이 되는 것은 없는지 본능적으로 구별해야 한다. 위험을 피하고 안전을 도모해 온 것은 인류가 진화해 오면서 지속되어 온 것이다. 어떤 자극은 나한테 해를 입히지 않고, 또 어떤 자극은 위협이 될 수도 있겠다고 기억해야 한다. 이를 바탕으로 각각의 상황에 따라 어떤 반응을 보여야 하는지 학습해 나간다.

예를 들면 무표정(still face) 실험이 있다. 부모가 짓는 표정이 아이에게 정서적으로 어떤 영향을 미치는지 본 실험이다. 평소와 같이 놀이를 하다가 엄마가 무표정한 표정을 지으면 처음에는 엄마에게 조르거나 애교도 부린다. 하지만 얼마 지나지 않아 짜증을 내거나 우는 반응이 나타난다. '내가 이런 표정을 지었을 때 엄마가 보여주던 표정과 반응이 아닌데' 하며 혼란을 느끼는 것이다. 아기들은 신체와 감정으로 소통을 하고, 이를 통해 경험한 자극을 학습하고 뇌에 기억해 놓는다는 증거이다.

기억을 위해서는 뇌세포를 연결하는 회로가 형성되어야 한다. 그런데 이것이 자는 동안 이루어진다. 비렘수면에서는 손상된 신경세포와 문제가 있는 신경회로를 복구하며, 이때 생기는 노폐물도 제거한다. 낮 동안 경험했던 것 중 필요 없는 부분을 없애고, 기억할 것을 효율적으로 관리하기도 한다. 마치 사진이나 동영상을 찍고 난 후, 잘 나오고 마음에 드는 것들만 추리고 나머지는 지우는 과정과 비슷하다. 이 시기에는 뇌의 움직임이 적어 뇌파도 느리게 측정된다.

렘수면에서는 오랫동안 기억해야 할 것을 저장 공간으로 보낸다. 어떻게 해야 할지 고민이 되었던 것을 해결할 수 있는 기발한 생각이 출현하는 시기이기도 하다. 뇌 발달과 성장, 새로운 신경 결합에 중요한 시기이다. 그래서 이때는 뇌가 할 일이 많아지기 때문에 활동이 많아지고 뇌파도 빨라진다. 영아기 때 이 시간이 긴 것은 모든 것이 새로운 경험이기 때문에 그만큼 많은 경험을 기억해야 하기 때문이다. 동물실험에서도 비슷한 결과를 보이는데, 쥐가 낮에 미로 찾기 훈련을 많이 하면 할수록 렘수면 시간은 더 길어진다. 이때 방해를 받는다면 방해받지 않을 때에 비해 미로를 찾는 시간이 더 길어진다.

이렇게 아이의 뇌는 자면서 많은 일을 한다. 낮에 경험했던 것을 저장하고, 필요한 경우 저장해 두었던 경험을 잘 꺼내 쓸 수 있도록 정리하고 있다. 낮에 아무리 좋은 것을 보여주거나 들려준다고 하더라도 수면에 문제가 생기면 제대로 된 기억과 학습을 할 수 없다. 밤에 충분한 시간 동안 잠을 자야 뇌가 제대로 역할을 하면서 바른 성장과 발달을 할 수 있다. 아이의 잠을 줄여 학습하는 것은 별 효과를 볼 수 없다.

음과 양 그리고 잠

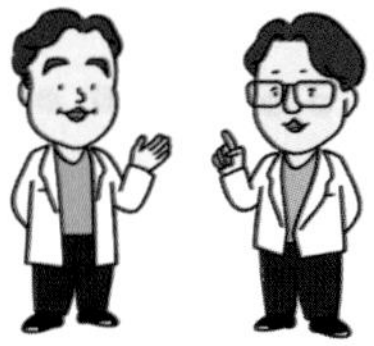

'남자는 양, 여자는 음'이란 말을 흔히 듣는다. 사물에도 '음', '양'을 붙여 원리를 설명하는 학자들도 있다. 음양이란 말은 어떻게 시작되었을까? 해가 비칠 때 밝고 환한 곳을 양달, 양(陽)이라 하고, 그늘이 지면서 어두운 곳을 응달, 음(陰)이라고 하는데서 출발했다. 비슷하게 하늘은 양, 땅은 음, 낮은 양, 밤은 음, 더운 것은 양, 추운 것은 음, 움직이는 것은 양, 가만히 있는 것은 음이라고 한다. 상대적으로 밝고, 가볍고, 따뜻하고 활동성이 있는 것을 양이라 표현하고 그렇지 않은 것을 음이라 한다.

음과 양이 한번 구분되면 바뀌지 않을까? 그렇지는 않다. 양지와 음지만 살펴봐도 아침에 그늘지는 곳과 낮에 그늘지는 곳이 다르다. 계절에 따라서도 그늘지는 곳이 바뀐다. 항상 상황에 따라 변한다.

음이냐? 양이냐? 는 기준이나 상황에 따라 항상 변할 수 있다. 예를 들어 실내온도를 20도로 유지하는 집의 음양을 생각해보자. 이는 계절에 따라 다르다. 겨울에는 바깥온도가 낮아서 따뜻한 집이 된다, 그래서 양이다. 더운 여름에는 상대적으로 시원한 집이 된다. 그래서 음이다. 사람에 따라서도 다를 수 있다. 겨울에 방안 온도가 20도일 경우, 춥다고 느끼는 엄마에게는 음의 환경이다. 하지만 잘 때 더워서 이불을 차고 시원한 곳을 찾아 굴러다니는 아이에게는 양의 환경이 된다.

'양중의 음, 음중의 양' 이런 말도 있다. 보통 남자아이를 '양'이라고 한다. 힘자랑 하면서 놀기 좋아하고, 밖으로만 나가려 한다. 이를 양이라고 할 수 있다. 그러나 모두가 그렇지는 않다. 남자아이들 중에는 차분히 앉아서 혼자 시간을 즐기는 정적인 아이들도 있다. 이런 아이들을 '양중의 음'이라고 한다. 마찬가지로 보통은 여자아이를 '음'이라고 하는데, 그중에는 활력이 강하면서 밖에 나가기 좋아하는 활동적인 아이들도 있다. 이런 아이들은 '음중의 양'이라고 표현한다. 모든 것에는 음양이 있지만, 들여다보면 그 안에 또 나름의 음양이 있다는 의미이다.

'음양의 균형 또는 밸런스'라는 말도 많이 사용한다. 음양 중 어느 한쪽으로 치우치지 않고 적당한 범위 안에서 균형을 잡아야 한다는 의미이다. 움직이며 놀고 운동하는 것은 양이다. 휴식을 취하거나 잠을 자는 것은 음이다. 이러한 음양의 균형이 적절하게 유지되어야 한다. 잠시도 가만히 있지 않고 하루종일 나대면서 지내는 아이가 있다면 양이 과한 상태이다. 활동을 덜 하게 하고, 휴식을 늘려주어야 한다. 이를 양을 줄이고 음을 채운다고 표현한다.

잠을 음양으로 살펴본다면 활동하며 움직이는 것이 적으므로 '음'에 해당한다. 해가 지고 깜깜한 밤은 음의 시기이다. 이때 자는 밤잠은 '음중의 음'이다. 이러한 밤잠을 통해 우리는 하루동안 지내면서 쓴 에너지를 보충하고 다음 날을 준비한다. 음을 채운다고 한다. 이때 우리의 몸은 육체적인 피로를 회복하고, 아픈 곳을 치유한다. 음을 충분히 채워야 아이들의 성장에 좋다.

낮잠은 양의 시기에 자는 잠이다. 그래서 '양중의 음'이다. 낮잠을 통해 활동을 위한 휴식과 에너지를 제공한다. 잠을 자지 않고 잠시 휴식하는 것도 양중의 음이라고 할 수 있지만 그래도 최고는 낮잠이다. 그렇기 때문에 활동이 많고 육체적 성장으로 에너지 소모가 많은 영유아기에 낮잠은 반드시 필요하다. 이를 통해 중간중간 음을 보충해주어야 한다. 낮잠은 자라면서 차차 그 횟수가 줄어들다가 어느 시기부터는 휴식으로 대신하게 된다. 보통 5~6세 경이면 낮잠 없이 하루를 지낼 수 있게 되긴 하지만, 필요할 때는 낮잠을 자는 것이 좋다. 2차적 성장이 이루어지는 사춘기는 성장을 위한 음의 보충이 필요한 시기이다. 밤잠을 잘 자는 것은 물론이고, 낮잠도 적절히 잘 수 있다면 성장에 도움이 된다.

잠자는 아이를 가만히 보면, 중간중간에 몸을 움찔거리고 눈을 움직이는 것 같기도 하고 가끔은 잠꼬대도 할 때가 있다. 아이가 열경기를 한 적이 있다면 밤잠을 자는 동안 더 유심히 살피게 되고, 그런 모습을 보면 걱정이 된다. '혹시 뇌에 무슨 이상이 있는 것은 아닌지?' 문의하기도 한다. 괜찮다. 정상적인 잠의 과정에서 나타나는 증상이다. 안구 운동 수면, 또는 렘수면이라 하는데, 이때 꿈을 꾼다. 이를 통해 낮 동안 있었던 감정적인 사건들에 대한 정리와 회복이 이루어진다. 또 낮에 새로운 것을 배웠다면 그 내용을 체계화하기도 한다. 렘수면은 정신적인 긴장의 해소와 관련이 많아서 과잉행동이나 우울증, 스트레스로 힘들어하는 사람들에게 도움을 주는 잠의 시기이기도 하다. 음의 바다인 밤잠에서 양의 활동을 하는 '음중의 양'이다. 이 렘수면이 잘 이루어져야 밤잠의 질도 더 좋아진다. 감정적으로 편한 상태에서 잠자리에 들 수 있도록 해주는 것이 좋다. 혹 낮 동안 아이를 꾸중하고 혼을 낼 일이 있었더라도 자기 전에는 보다듬어 주고 긍정적인 마음상태로 바꿔주어야 한다. 엄마 아빠의 사랑이 듬뿍 들어있는 "좋은 꿈 꿔"라는 한 마디와 포옹이 음중의 양을 챙겨주는데 도움이 된다.

밤잠을 잘 자지 못하는 아이가 한의원에 온다면 어떻게 치료를 할까? 항상 음양의 균형과 조화를 염두에 두고 치료를 한다. 먼저, 잠자기에 적합한 환경인지? 그리고 잠드는데 방해가 되는 잘못된 생활습관은 없는지? 음(陰)인 잠 자체를 살핀다. 그리고 아침에 언제 일어나는지? 낮에 활동은 어떤지? 등 깨어 있을 때의 생활, 즉 양의 상태를 살핀다. 그리고 양중의 음인 낮잠이나 휴식이 어떠한지 본다. 마지막으로 음중의 양인 렘수면까지 체크한다. 이렇게 음, 양, 양중의 음, 음중의 양 모두를 전체적으로 바라보면서 치우치지 않게 균형을 잡도록 한다. 그리고 아이의 몸에서 드러나는 여러가지 상태를 음양의 관점에서 살핀다. 치우친 것이 있으면 침, 한약 등 다양한 한의학적인 방법을 통해 치료한다. 아이들 치료에서는 몸의 자연 치유 능력을 개선시켜 스스로 음양의 조화를 잡아갈 수 있도록 해주는 것이 일반적이다.

'음양이란?

관찰할 때는 상대성을 인정하는 것.
치료할 때는 균형과 조화를 생각하는 것.

행복은 충분한 수면으로 이루어져 있다.
오직 충분한 수면, 그 이상도 그 이하도 아니다.

로버트 A. 하인라인

part

2

잘 재우는 꿀팁

- 해의 시계에 맞춰라
- 피곤해야 푹 잔다
- 텅 비워야 통잠 잔다
- 쿨 해야 꿀잠 잔다
- 잠자기 루틴
- 통잠 위한 잠자리 습관 들이기

해의 시계에 맞춰라

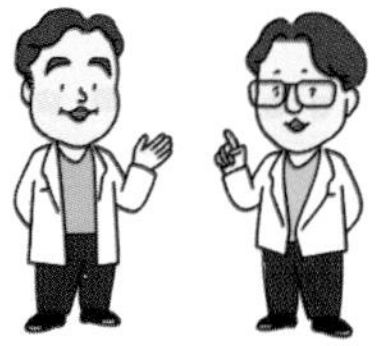

아침에 기분 좋게 일어나는 아이 얼굴은 부모에게 축복이다. 이런 아이들에게는 해의 밝은 빛이 눈을 뜨게 해주는 신호로 작용하기 때문에 밝아지고 30분 정도 지나면 스스로 일어나게 된다. 아침에 기분 좋게 일어난 아이들은 당연히 잘 먹고 잘 놀다가 졸릴 시간이 되면 낮잠도 스스로 잔다. 해의 시계에 맞춰 일어난 아이들은 낮잠 자는 시간도 일정해지고, 밤에도 해가 떨어지고 나서 한두 시간 정도 지나 자연스럽게 졸음이 오면서 잠들게 된다. 이러한 하루의 수면 리듬은 한번 만들어지기만 하면 잘 유지 된다. 어쩌다 한두 번 그 리듬이 깨어지는 일이 생기더라도 하루 이틀만 다시 신경을 써준다면 제자리를 잡는다.

아침에 기분 좋게 일어나는 아이들은 낮잠도 자연스럽다. 태어나서부터 2개월 무렵까지는 거의 하루종일 잔다. 밤낮 구분 없이 잠깐 깨서 먹고 바로 잠들며 하루 20시간 전후로 자게 된다. 그러다가 백일 이후부터는 차차 낮잠과 밤잠의 구분이 생겨나기 시작한다. 낮잠은 보통 한 시간 정도 자는데 오전에 한 번, 12시에서 1시 전후인 한낮에 한 번, 그리고 오후에 한 번, 총 3번 정도 자는 경우가 일반적이다. 그렇게 유지되다가 6개월을 전후로 낮잠의 패턴이 다시 바뀌면서 오전과 오후에 각각 한 번 정도 자게 된다. 그리고 돌 전후 걸어다닐 무렵이 되면 자연스럽게 12시 전후까지 자지 않고 견딜 수 있게 된다. 낮잠을 한 번 푹 자는 패턴으로 바뀌고 5~6세까지 이어지게 된다. 6살 즈음이 되면 드디어 낮잠을 자지 않고도 견디며 피곤할 때 간혹 낮잠을 자는 아이가 된다.

수면 습관을 들이는 연습은 의외로 간단하다. 머리 가누는 시기부터 준비를 하고, 백일 무렵 낮잠 밤잠이 구분되기 시작하는 시기에 잘 잡아준다면 아이들의 잠 리듬잡기는 너무나 자연스럽고 쉬운 일이 된다. 핵심은 해가 뜨는 아침에 아이를 깨워서 놀게 해주는 것이다. 그리고 어느 정도 활동을 하고 첫 번째 낮잠을 잘 수 있도록 해주면 된다. 단 낮잠이 너무 길지 않도록 해주어야 밤잠에 영향을 미치지 않는다. 그리고 늦은 낮잠 특히 초저녁잠은 자지 않도록 조정해주어야 한다. 첫 번째 낮잠을 자는 시간은 기상 후 최소 2시간은 지난 후여야 한다. 이때 낮잠 시간은 길어도 1시간 반 이상은 자지 않도록 해 주는 것이 좋다. 혹시 그 시간 이상 잔다면 밤잠이 모자랐거나 피곤하고 아픈 경우이다. 그렇지 않은데 한 시간 반 이상 자고 있다면 깨워서 밤잠을 기약하는 것이 좋다.

밤잠에 드는 시간도 아이가 졸릴 때에 맞춰 잘 수 있게 해주자. 그 때를 놓치면 잠들기 힘들다. 아이들은 피곤하거나 졸릴 때 행동이 더 활발해지고 과장되는 경향이 있다. 그런 모습을 보고 '우리 아이는 체력이 너무 좋구나! 더 놀아줘야겠네.'하고 생각하기 쉽다. 잘못 판단 한 것이다. 놀아주기보다는 때맞춰 잘 수 있게 해줘야 한다. 보통 아빠가 퇴근해서 집에 오면 저녁 7시 정도인 경우가 가장 많다. 아이와 같이 저녁을 먹겠다고 그 시간에 맞추다 보면 아이 입장에서는 너무 늦은 시간이 된다. 늦은 저녁을 먹고, 또 놀아주다 보면 9시 10시가 되기 십상이다. 잠 잘 시간이 한참 지난 시간이다. 아빠의 시간에 맞추다 보면 아이는 이미 배고픈 시간을 넘겨서 잘 먹지 못할 뿐 아니라 졸릴 시간에 재우지 못하는 경우가 허다하다. 아이의 시간 리듬에 부모가 맞추자. 미리 저녁을 먹이고 아빠가 들어오면 아빠 식사는 뒤로 미루고 먼저 놀아주자. 그리고 졸리는 시점에 잘 수 있도록 하자. 아이를 재우고 저녁식사를 하는 것도 괜찮다.

"아이가 밤잠을 못 자요."라고 7개월 된 아이의 엄마가 할머니와 함께 한의원을 찾았다. "매일 밤 12시 넘어서 겨우 잠이 드네요. 일찍 자게 하려고 별 방법을 다 써 봐도 안되요. 아이의 기가 쎄서 그런 것 같아요. 침이라도 놔서 아이 잠 좀 잘 수 있게 해주세요."라고 할머니가 이야기하셨다. 내가 살고 있는 제주에는 예로부터 한라산의 기가 쎄서 아이들이 그 영향을 받아 예민해지기 쉽고 그때마다 잠을 잘 못잔다는 말이 있다. 그래서 '한 달에 3번' 침을 주기적으로 맞는 풍습이 있다. 침으로 아이의 기를 누르고 신경을 죽인다고 이야기를 하는 사람들도 있지만 정말 그런 작용을 하는 것은 아니다. 아이들이 생활하면서 기운의 흐름이 막히는 경우가 많은데 이런 경우 침 치료를 통해 그 소통을 원활하게 해주면 편해진다. 아이들 키우면서 한 달에 한 번 정도는 몸상태를 살피고 예방적 치료를 하고 가자는 의미가 있는 것 같다.

"아이를 재우려고 하도 안고 흔들었더니 손목이 너무 아파요. 늦게 자는 것도 자는 건데 밤에도 자주 깨서 너무 힘드네요. 사는게 사는 게 아니에요."라고 한 어머니가 하소연 했다. 밤잠을 못 자는 아이가 있다면 부모의 스트레스는 엄청나다. 어찌할 수 없는 상황이 매일매일 반복되어서 온 가족을 힘들게 한다. 아이가 어떻게 하루를 지내고 있는지 차근차근 물어봤다.

"아침 8시 정도에 일어나서 분유를 먹고 9시에 바로 낮잠을 자요. 2시간 푹 자고 11시면 일어나요. 그리고 1시 반 경 다시 낮잠을 자는데 길게 자지 못하고 50분 정도 지나 다시 일어나요. 그러다가 저녁 5시가 되면 다시 졸려 해서 견디지 못하고 또 잠을 자는데, 2시간을 채워서 7시까지 자네요. 그때 일어나서는 놀려고만 해서 다시 재우려면 힘들어요. 12시, 1시에 겨우 잠드는데 자는 동안 시도 때도 없이 깨요."라고 이야기 했다. 밤잠을 오전 11시까지 자고 낮잠을 1시, 5시에 2번 자는 아이였다. 아침에 잠깐 눈을 뜨기는 하지만 그다음에 이어지는 잠은 밤잠의 연장으로 보는 것이 맞다. 아침에 힘들더라도 일찍 깨우고 적어도 2시간 정도는 놀린 후 오전 낮잠, 오후 낮잠으로 생활패턴을 바꿔줘야 하는 아이였다. 첫 번째 낮잠을 적절한 시간에 잘 수 있어야 두 번째 낮잠시간도 잡히고 초저녁도 잘 넘어갈 수 있다.

우리는 아이의 수면 습관을 바꿔주기로 했다. 우선 해가 뜨는 시간에 깨워서 밝은 곳에서 최소 2시간 정도는 놀게 했다. 그리고 나서 첫 번째 낮잠을 오전 10시 전후로 재우는 생활관리부터 시작했다. 그랬더니 며칠 지나지 않아 10시쯤이면 졸려 해서 스스로 낮잠을 한 시간 정도 자고, 오후에도 3시경에 자고 4시 정도 일어나는 수면 리듬이 잡히게 되었다. 초저녁을 잘 넘기고 8시 정도 되면 꾸벅꾸벅 조는 아이로 차차 변해가더니 9시를 넘기지 못하고 잠들기 시작했다. 2주가 지나자 마침내 아침에 기분 좋게 일어나는 해의 리듬을 타는 아이가 되었다.

피곤해야 푹 잔다

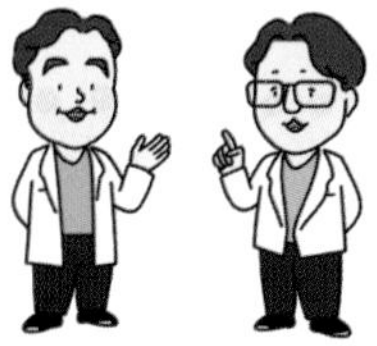

아이는 적당히 피곤해야 푹 잘 수 있다. 피곤함이 항상 나쁜 것만은 아니다. 오히려 과하지 않은 피곤함은 푹 자는데 도움이 된다. 어른들이 하루종일 침대를 벗어나지 않고 빈둥거리며 지내는 날 밤잠을 이루지 못하듯, 아이들도 품 안에서만 지내거나 집안에서만 지내는 날은 밤잠을 이루지 못한다. 덜 피곤해서 그렇다. 아직 걷지 못하는 아이들은 운동량이 모자랄 수밖에 없다. 생활 속에서 적당히 피곤할 정도의 활동을 할 수 있게 해주는 것이 좋다. 즉, 스스로 움직이며 운동할 수 있는 기회를 만들어 주면 된다. 이왕이면 밝은 곳에서 움직이게 해주자. 걷고 뛸 수 있는 아이라면 야외로 데리고 나가고, 구르고 기는 정도의 아이라면 환한 거실에서 운동할 수 있게 해주자.

태어난지 한두 달 되어 겨우 머리만 가누는 정도의 아이라면 시간 날 때마다 바닥에 내려놓고 2~3분씩 엎드려 주는 것 만으로도 운동의 의미가 있다. 처음에 힘들어 하겠지만 2~3일 정도면 대부분은 바닥에 적응을 해서 힘들어하지 않고 고개를 좌우로 돌릴 정도까지 된다. 지속적으로 엎드려 놓고 운동을 시키면 바닥에 잘 적응하고, 백일이 지나면서 뒤집기 동작으로 자연스레 이어진다.

뒤집고 기어다닐 정도의 아이라면 방안을 다니며 운동을 하게 해주면 된다. 조금 떨어져서 이름을 불러주고 장난감을 활용해서 스스로 움직일 수 있도록 흥미를 유발시키는 것도 좋다. 아이와 같이 구르며 같이 눈을 맞춰주고 이런 저런 액션을 취해주는 것도 도움이 된다.

걸을 수 있는 아이라면 충분히 뛰어놀 수 있는 시간과 공간을 만들어 주면 된다. 자주 밖으로 나가서 돌아다닐 수 있는 기회를 주자. 손을 잡고 걸을 수 있도록 해주는 것도 좋다. 보챈다고, 위험하다고 안고만 다니지 말고 스스로 움직이게 하자.

다만 운동을 하더라도 밤잠 시간 직전의 과격한 운동은 몸을 흥분상태로 만들어 잠에 영향을 끼친다. 과격한 운동이라면 적어도 잠자기 2시간 전에는 마무리를 하는 것이 좋다.

자기 전에 가벼운 마사지를 해주는 것도 좋다. 운동을 하면서 생긴 근육의 피로와 긴장을 풀어주는 것은 물론 아이와의 정서적인 교감을 쌓아가는 데에도 도움을 준다. 방법은 어렵지 않다. 엎드린 아이의 척추 라인을 따라 위에서 아래로 만져주면서 시작하자. 척추 라인은 몸의 성장발달에 가장 중요한 경락인 독맥경과 방광경이 지나가는 자리이다. 척추 라인을 풀어주는 것은 잠뿐만 아니라 성장에도 도움이 된다. 등을 충분히 만져주고 나서는 똑바로 눕히고 어깨와 팔을 가볍게 만져주자. 어깨에서 손 방향으로 만져주는 것이 좋다. 다음은 무릎 주변과 종아리를 풀어주자. 무릎 주변의 긴장을 풀며 마무리하는 것이 좋다. 성장판 자극에 좋은 자리이기도 하다. 강도는 아이의 반응을 보면서 적절하게 해주면 된다.

태어나면서부터 안아서 키우는 버릇이 든 아이는 엄마와 떨어지기 힘들어 한다. 바닥에 내려놓기만 하면 자지러지게 보채서 안아줘야만 달래진다. 이런 아이들은 과도한 정서적 유착이 생기는 것도 문제지만, 운동할 기회가 없어 활동 부족이 되는 것도 문제가 되며 숙면을 취하지 못하는 원인이 된다. 정작 운동을 해야 할 아이는 운동을 못하고, 돌보는 엄마만 안고 달래느라 피곤이 쌓인다. 아이가 운동을 할 수 있게 해주어야 한다. 바닥에 적응할 때까지 내려놓는 수밖에 없다. 그러면 스스로 운동하게 된다.

“아이를 재우는 게 너무 힘들어요. 품 안에 안고 흔들어야 자는데 자나 싶어 내려놓으면 바로 깨서 안아달라고 해요. 낮이나 밤이나 마찬가지예요. 하루종일 아이 곁을 못 벗어나고 있네요. 엄마가 옆에 없는 것을 귀신같이 눈치채고는 조금만 안 보여도 난리를 쳐요. 너무 힘드네요."라면서 5개월 된 아이와 함께 엄마가 한의원을 찾았다. 아이를 잠깐 진료실 베드 위에 내려놔 보았더니 바로 울면서 보채기 시작했다. 엄마가 바로 안아줘야만 했다. 운동은 어느 정도 하냐고 물어봤더니 "그래도 뒤집기 정도는 해요."라고 대답했다.

이번에는 엎드려 보았다. 바로 고개를 하늘로 들고 동시에 팔과 다리에 힘이 들어가면서 허공을 차며 바둥거렸다. 아이는 숨넘어갈 정도로 보채며 몸이 활처럼 휘는 '비행기 자세'를 하고 있었고, 보고 있는 엄마는 어쩔 줄 모르며 안절부절못했다. 허공에다 팔을 휘젓고 발을 차기 때문에 뒤집기도 잘 안되었다. 더 두었더니 악을 쓰며 보채다가 어느 순간 머리 무게 때문에 몸통이 휙 돌아갔다. 정상적인 아이라면 뒤집고 싶은 방향의 반대쪽 무릎 안쪽을 사용해서 바닥을 차면서 자기가 원하는 방향으로 뒤집는다. 이 아이는 정상적인 '뒤집기'를 하지 못하고 있었다. 그냥 보채다가 자기의 의도와는 관계없이 머리와 함께 뒤집어진 아이였다.

배밀이 정도는 하고 있어야 할 시기이지만 아직 제대로 된 뒤집기도 안 되는 상황이었다. 흔히 우리가 '손을 탄 아이'라고 하는 경우였다. 바닥에 적응이 안되어서 내려놓지 못하고 항상 안아줘야 했다.

아이가 할 운동을 엄마 아빠가 대신하고 있었다. 당연히 낮 동안 활동을 하지 않으니, 운동량이 모자라 밤이 되어도 피곤할 리가 없었다. 덜 피곤하니 잠이 오지 않는 것은 당연했다. 운동을 해야만 했다.

운동을 할 수 있는 기회를 주기로 했다. 가장 컨디션이 좋을 때 바닥에 내려놓고 스스로 운동을 할 수 있게 하는 것으로 시작했다. 멀리서 장난감을 흔들며 다정하게 이름을 불러주기도 하고, 박수를 쳐주기도 하고, 노래를 불러주기도 했다. 가끔 안아달라고 보채는 경우가 생기더라도 안아주지 않고 그냥 지켜봐 주었다. 다가가지 않고 2~3미터 떨어진 곳에서 '네가 굴러서 와. 내가 먼저 다가가지 않을게'라고 마음속으로 메세지를 보내면서 아이가 스스로 움직여 다가올 때까지 기다렸다. 처음으로 7바퀴나 굴러 엄마에게 오는 아이를 안아주던 순간의 기쁨이란 그 무엇과도 비교할 수 없는 환희였다. 맘껏 안아주고 충분한 칭찬과 뽀뽀 세례를 퍼부었다.

그렇게 한 지 며칠 지나지 않아 원하는 방향으로 발을 차면서 구를 수 있게 되었다. 집안 이곳저곳을 굴러다니면서 탐험하기 시작하더니 다시 며칠이 지나고 나서는 배밀이도 가능해졌다. 알고보니 엄마 품에만 있기 좋아하는 예민한 아이가 아니었다. 호기심 많고 탐구심 가득한 똘똘한 아이었다. 팔꿈치를 방향타 삼고 무릎과 발을 추진기관으로 삼아, 궁금한 것을 찾아 잠시도 쉬지않고 움직여가는 에너자이저로 변해갔다. 한 달 후에는 낮에 충분한 활동을 하고 밤이 되면 피곤해서 그냥 곯아 떨어지고 아침까지 푹 자는 아이가 되었다.

텅 비워야 통잠 잔다

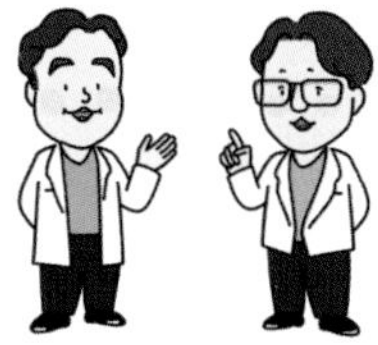

자는 동안 속이 편해야 밤잠을 푹 잘 수 있다. 양의 시기인 낮은, 몸이 일하는 시간이다. 위와 장도 열심히 움직이면서 소화를 시킨다. 그래서 약간의 과식도 해결이 가능하다. 음의 시기인 밤은 휴식의 시간이다. 우리의 몸도 활동을 줄이면서 잠을 청하게 된다. 따라서 위와 장도 휴식하게 된다. 그런데 저녁에 과식하거나 자기 전에 먹고 자면 소화기가 밤사이 쉴 수 없다. 즉 숙면을 취하는 데 방해가 된다. 그러므로 자기 전 2시간 정도부터는 공복을 유지해 주는 것이 좋다. 어른들이 자기 전에 라면이라도 먹고 자면 밤새 속이 부대끼고 아침에 얼굴이 부으며 오전 내내 힘들 듯, 아이들도 많이 먹고 소화를 못 시키고 자면 밤새 속이 불편하면서 잠도 잘 못 자게 된다. 이러한 상태는 오전 시간까지 이어져 속도 더부룩하고 잘 먹지 못하게 된다. 속을 편하게 만든 후 재워주는 것이 좋다.

아이들, 특히 생후 3개월 전후까지 아이들은 '흡인반사(sucking reflex)'라는 원시 반사가 있어서, 무언가를 입 주변에 가져가기만 하면 본능적으로 빠는 모습을 보인다. 이 시기에는 아이가 손을 자주 빨고, 모유나 분유를 수유하려할 때 젖꼭지를 찾아서 빠는 행동을 한다. 어른들은 이 모습을 보고 '배가 고팠구나.' 생각하기 쉽다. 그때마다 '왜 우리 아이는 항상 배고파하지?' 또는 '우리 아이 참 잘 먹네.' 하며 흐뭇한 마음으로 먹이게 된다. 그러나 아이들은 그냥 본능적으로 빨고 있는 경우가 의외로 많다. 아이의 흡인반사 반응에 의존하기 보다는 시간을 가늠하고 배고플 시간이 맞는지 판단을 하고 먹이는 것이 좋다. 한편, 아이가 잠투정이라도 할 때는 부모도 침착함을 유지하기가 어렵다. 그래서 젖이나 분유를 먹이면서 달래고 재우는 상황에 이른다.

태어난 후부터 백일 정도까지는 아이들은 아직 낮과 밤의 구분이 없이 거의 하루종일 잔다. 이때는 먹는 것도 적당한 시간 간격을 두고 먹이면 된다. 백일 즈음이 되면 아이들에게 낮과 밤의 구분이 조금씩 생기기 시작한다. 낮에 노는 시간이 길어지고, 밤에 자는 시간도 길어지기 시작한다. 낮에는 충분히 먹이고 운동을 통해 소화를 시키고, 밤에는 덜 먹여 재워야 속을 편하게 해 줄 수 있다. 차차 밤에 먹지 않고 잘 수 있는 시간이 길어져 가다가, 4개월 정도 되면 아이들은 야간 수유 없이 아침까지 잘 수 있게 된다. 이 시기부터 '저녁 식사, 소화, 그리고 잠자는 습관'을 적극적으로 잡아가야 한다. 자는 동안 공복을 유지하면서 아침까지 깨지 않고 자는 통 잠을 자도록 만들어 가야 한다. 생후 4개월이 지나면 이미 아침까지 먹지 않고도 견딜 수 있다. 그래서 배가 고파서 중간에 깨는 아이는 거의 없다. 오히려 속이 더부룩해서 깨는 경우가 많다. 이 시기를 지난 아이가 밤에 자다가 깬다면 배가 고파서 깨는 것이 아니다. 먹여서 재우려고 하지 말고 잠에서 깨는 다른 요인을 찾는 것이 현명하다.

생후 3개월 된 아이가 밤에 자주 보챈다면서 엄마, 아빠, 할머니가 함께 내원했다. "우리 아이가 낮에는 잘 자고 잘 놀고 하는 편인데, 유독 밤만 되면 자꾸 깨요. 밤에는 한번 일어나면 다시 재우기 너무 힘들어요. 그때마다 젖병을 물리는데 그래도 자주 깨요. 한 시간마다 계속 일어나서 너무 힘들게 하네요. 간혹 보채다가 토하기도 해요."라고 엄마가 하소연하였다. 온 가족이 같이 잠을 못 자서 너무 힘들다고 했다.

수면 환경은 덥지 않고 조용하고 쾌적했다. 감기 기운이 있는 것도 아니었다. 대변도 하루 2~3번 정상적으로 잘 보고 있었다. 낮에 가끔 먹은 것을 올리는 것 말고는 별다른 증상은 없었다. 한 번에 먹는 양을 물어봤더니, "분유를 180cc를 타서 먹이는데 다 먹을 때도 있고 140cc 정도만 먹고 남길 때도 있어요. 3시간 간격으로 먹이고 있어요. 그리고 잠자기 전에는 배고플까봐 최대한 많이 먹이고 재우고 있어요."라고 하였다. '그렇지! 바로 이것이 문제였다!' 속이 불편해서 못 자는 아이였다.

너무 많은 양을 먹이고 있었다. 운동이라고는 이제 겨우 뒤집기 정도 하는 3개월 밖에 안 된 아이에게 한 번에 180cc는 감당하기 힘든 양이었다. 3시간마다 먹고 있다면, 먹은 것이 채 소화되지 않은 상태에서 또 먹이고 있는 상황이기도 했다. 속이 거북할 수밖에 없었다. 속이 더부룩하지만 젖병을 주면 잘 빨아 먹는 듯 보이기도 했다. 그래서 부모는 잘 받아먹는다고 생각하고 있었다. 하지만 그 시기까지 남아 있는 흡인반사로 그냥 본능적으로 빨아먹고 있는 것이었다. 먹고 나서 속에서는 부대끼고 힘들어하는 상황이었다. 게다가 잠자기 전에는 더 많이 먹이고 있었으니, 속이 얼마나 답답하고 불편했을까? 아이는 자다가 속이 불편해서 일어나 보채고 있는데, 엄마는 배가 고파서 그러려니 하고 계속 젖병을 물리고 있었던 것이었다. 아이의 입장에서는 엎친 데 덮친 격이었다. 엄마가 답답한 만큼 말 못하는 아이도 고생이 이만저만이 아니었다. 속이 불편해서 계속 밤에 깨기에 속을 편하게 해주어야 하는 아이였다.

먹는 양을 조절해야 했다. 우선 아이가 한 번에 먹을 수 있는 적절한 양을 체크했다. 아침에 일어나서 좀 놀다가 컨디션이 좋을 때 기분 좋게 먹는 양을 기준으로 삼았다. 100cc 정도였다. 먹고 난 후에는 놀면서 소화를 시킬 수 있도록 내려놓았다. 낮잠을 잘 때 젖병을 물리지 않고 재우는 습관도 같이 잡아갔다. 낮잠 후 기분 좋게 먹는 양도 체크해 보았다. 마찬가지로 100cc 정도였다. 한 번에 먹는 양은 100cc 정도면 충분한 아이였다. 지켜보니 낮잠은 3번 자고 있었다. 아침에 일어나서 한 번, 그리고 낮잠에서 깨어날 때마다 각각 한 번씩, 총 4번의 주간 수유 시간이 저절로 만들어졌다. 정확히 3시간 간격은 아니지만 그래도 일정한 간격으로 먹고 있었다. 자기 전에도 7시 전후에 마지막 수유를 하고 한 시간 전후 놀다가 잘 수 있도록 했다.

먹는 양을 줄였더니 속도 편해 보였다. 가끔 토하던 것도 완전히 사라졌다. 낮잠도 전보다 훨씬 잘 자게 되었다. 1주일 정도 지나면서 밤에 깨는 횟수도 확연히 줄어들었다. 잠깐 깨더라도 덜 보챘다. 아이가 밤에 깨면 일단 토닥이며 재우려고 시도했다. 아직 3개월이었던 아이는 때로 야간 수유가 필요한 월령이었다. 배가 고픈 듯 보여 수유를 하게 될 때는 양을 줄여 50~60cc 정도만 주면서 최대한 속에 부담을 덜 주려고 했다. 한 달 정도 지나자 밤에 배고파 깨지 않게 되었다. 결국 야간 수유도 하지 않고 아침까지 잘 자는 아이가 되었다. 더불어 엄마 아빠의 밤잠도 아침까지 쭉 이어질 수 있었다. 속을 편하게 하자 통잠을 자게 된 것이었다.

쿨 해야 꿀잠 잔다

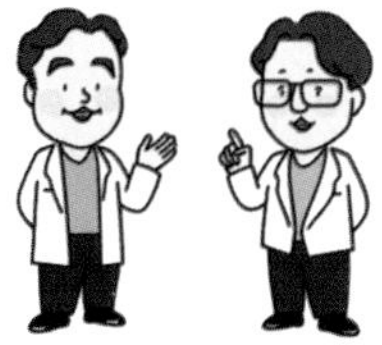

아이들은 시원하게 해줘야 푹 잘 수 있다. 열이 많기 때문에 시원한 수면 환경을 만들어 주어야 한다. 엄마는 추울까봐 걱정하는데 의외로 아이의 입장에서는 더워서 못 자는 경우가 많다.

한의학에서는 신체적 성장과 발달이 빠르고, 신진대사가 왕성한 아이들의 몸을 '순양지체'(純陽之體, 순수한 양기의 몸)'라고 한다. 우리 몸을 움직이게 하고 변화하게 해주는 기운이 양기이다. 모든 면에서 바삐 움직이고 있는 상태를 '양기가 몸에 충만하다'고 표현한다. 아이들의 양기는 더 순수한 상태라고 해서 특별히 순양이라고 한다. 행동도 빠르고, 가만히 있지를 못한다. 분위기 파악도 빠르고, 감정의 변화도 빠르다. 또 아프거나 다쳤을 때 치유와 회복의 속도도 빠르다. 감기에 걸려도 열이 쉽게 나고, 보채고 화내면서 감정조절이 안되는 경우도 많다. 평소 체온은 성인들보다 높은 37도에 가깝게 유지하는 경우도 많다. 그래서 어른들에 비해서 추운 상황에서 더 잘 견딘다. '한겨울에 발가벗고 밖에서 놀아도 괜찮다.'고 할 정도로 웬만한 추위에는 문제가 생기지 않는다. 가만히 있기보다는 틈만 나면 움직이고 밖으로 나가려고 한다. 얌전하고 조용한 아이가 오히려 이상한 것이다. 모두 양기가 충만한 아이들의 특징이다.

양기 충만한 아이들의 잠자리는 어떨까? 시원하면 시원할수록 좋다. 아이의 몸도 시원하게 해주어야 하고 잠자는 환경도 당연히 시원하게 해주어야 한다. 그 시원함의 기준은 '아이'다. 기준을 아이에 맞춘다면 엄마가 생각하는 것보다는 훨씬 시원하게 해주어야 한다. 엄마와 아이가 느끼는 체감 온도는 다르다. 엄마 기준이라면 춥다고 느낄 정도의 실내온도가 적절하다. 여름에는 에어컨, 선풍기 등을 적절히 이용하는 것이 좋고, 겨울에는 자기 전에 창문을 잠깐 열어서 환기를 시키고 시원하게 해준 후, 방문을 열고 자는 것도 좋다. 아이가 이불을 차고 굴러서 방안에서 여기저기 굴러다니고 있다면 아이에게 그 방은 더운 방이다. 아마도 이불 밖이나 벽 옆, 창문 아래, 방문 근처의 시원한 곳을 찾아 구르고 있을 것이다. 그때마다 이불을 덮어주려고 하지 말고, 방안온도를 낮추어 주자. 얼마 지나지 않아 이불을 덮고 자는 아이를 발견할 수 있을 것이다.

잠들자마자 손발이나 머리로 땀을 흘리는 아이들이 있다. 손발이나 머리의 순환을 활발하게 하면서 몸통의 체온을 내리는 과정에서 나타나는 것으로 체온을 내리기 위한 정상적인 땀이다. 걱정하지 않아도 된다. 잠들고 30분 정도 지나서 전신으로 땀을 흘리는 아이들도 있다. 마찬가지로 푹 자기 위해 체온을 낮추는 것을 도와주는 땀이다. 자기 전에 충분히 몸을 시원하게 하지 못한 경우에 나타나는 경우가 많다. 자기 직전의 과한 운동이나 활동은 피하면서 몸의 온도를 높이지 않는 것이 좋다. 공복을 유지하는 것도 몸의 대사율을 낮춰 체온을 낮게 유지할 수 있게 해준다. 모두 숙면에 도움이 되는 습관이다.

잠자기 직전 목욕은 어떨까? 따뜻한 목욕이라면 가능한 삼가는 것이 좋다. 이것도 체온을 올려서 잠드는 것을 힘들게 하는 요인으로 작용한다. 오후 늦게나 초저녁에 미리 목욕을 시키고, 몸을 식힌 후 밤잠을 준비하는 것이 좋다. 자기 전에 목욕을 해야하는 상황이라면 되도록 뜨겁지 않게 해주자. 시원하거나 약간 차가운 물로 마무리하는 습관이 들면 좋다. 족욕이나 팔다리 마사지를 해주는 것은 손발과 말초의 순환을 도와준다. 상대적으로 몸통의 체온을 낮춰 잠이 드는데 도움을 준다.

"겨울이 되면서부터 유독 밤에 자다가 중간에 자주 깨네요. 전에도 푹 잔 것은 아니지만, 추워지면서 더 심해졌어요. 낮에는 그래도 잘 자는데, 밤에는 유독 못 자네요. 무엇에 놀란 것 같아요."라면서 9

개월 된 아이의 엄마가 걱정스러운 얼굴로 한의원을 찾았다.

아침에 해 뜰 때 일어나고 낮잠도 오전에 한 번, 오후에 한 번 잔다고 했다. 수면 리듬은 정상이었다. 낮 동안에 열심히 무릎으로 집 안 구석구석을 기어 다니면서 충분히 활동도 하고 있었다. 소파를 짚고 일어나서 옆으로 서서 움직여 다닐 정도로 운동 발달도 적절했다. 먹고 있는 양도 과하지 않았고 잠자기 1시간 전부터는 공복을 유지하는 습관이 잡힌 속도 편한 아이였다. 특별하게 다른 질환도 없었다.

“실내 온도는요? 시원한가요?”라는 질문에 “적당해요.”라고 엄마가 자신만만하게 대답을 했다. “그러면, 아이가 잠잘 때 이불을 덮고 자나요? 차고 자나요?”라고 한 번 더 물어봤다. "당연히 차고 자죠. 태어나서 지금까지 이불을 덮고 잔 적이 없어요. 잠자는 내내 이불을 차고 온 방안을 굴러다녀요. 혹시 감기라도 걸릴까봐 쫓아다니면서 덮어주느라 힘들어 죽겠어요. 그래서 요새는 그냥 수면 조끼를 입히고 재워요."라고 했다.

더워서 못 자는 아이였다. 엄마에게 적당한 온도일지 몰라도 아이는 더워서 이불을 차지 않으면 안 되는 상황이었다. 더워서 이불을 차고 시원한 곳을 찾아서 구르고 있었다. 그런데도 엄마는 이불을 덮어주려고 애를 쓰다 그것도 모자라 수면 조끼를 입혀서 벗지도 못하게 만들어 버렸다. 더워서 잠을 잘 수가 없는 상황이었다. 아빠는 잠잘 때 어떤 복장으로 자는지 물어보았더니, 열이 많아서 반바지에 반팔을 입고 잔다고 했다. 역시 더운 환경이었다. 아이는 열 많다는 아빠보다 훨씬 더 열이 많다. 아빠가 반팔을 입고 잔다면 아이는 민소매티를 입히고 자야 하는 상황이라고 설명해 주었다.

무조건 시원한 환경을 만들어 주기로 했다. 자기 전에 30분 정도 창문을 열어 환기를 시키고 방을 살짝 춥게 만들었다. 자는 동안 방문도 살짝 열어 놓았고, 실내 온도 설정도 더 낮춰서 생활을 하기로 했다. 목욕도 잠자기 2시간 전에 하여 체온을 식힌 후 잘 수 있도록 했다. 잠자는 시간이 다가올 때는 아이가 놀아 달라고 떼를 써도 심하게 몸 쓰는 활동은 자제하도록 아빠에게 부탁도 했다.

"매일 이불을 차면서 자던 아이가 정말 이불을 덮고도 자네요. 정말 신기해요. 보일러도 덜 돌리고, 자기 전에 충분히 환기도 시켜 춥게 만들었더니 안 깨네요. 더워서 못 잤었나 봐요." 3일 후 다시 내원해서 감사의 말을 전했다. 그 후로도 밤잠을 잘 자는 상황은 계속 이어졌다.

특별히 해준 것은 없었다. 정말 간단한 처방이었다. 그런데 효과는 바로 나타난다. 더워서 못 자던 아이는 시원하게만 해줘도 잘 잔다. 엄마들이 처음에는 아이들을 춥게 키우면 금방 감기라도 걸릴까

봐 걱정도 많이 한다. 그러나 일단 시원하게 키우다 보면, 그런 환경에서 아이들이 잠을 잘 잘뿐만 아니라 감기도 덜 걸리고 혹 걸리더라도 잘 넘어간다는 것도 알게 된다. 아이들의 기준으로 시원한 환경을 만들어 주자.

잠자기 루틴

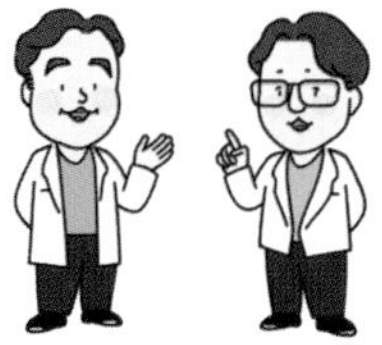

누구에게나 '행동 습관'이란 것이 있다. 외출하기 전에 창문을 단속하고, 가스밸브를 잠그고 불을 끄고 나가는 것은 나도 모르게 외출을 할 때 하는 행동이다. 뭔가 급하게 나올 일이 있어서 서둘러 나오는 경우에는 왠지 모를 찜찜한 기분이 들곤 한다. 괜히 문을 안 닫고 온 듯해서 비가 올까봐 걱정되기도 하고, 가스렌지 위에 뭔가 올려놓고 불을 안 끈 기분이 들기도 한다. 차 시동 걸 때도 차문을 열고 앉아서 의자 위치, 사이드미러와 백미러를 확인하고, 안전벨트를 매고, 오디오 채널을 맞추고 브레이크를 밟은 상태에서 시동을 건다. 급하게 앉아 시동을 거는 경우라도 있으면 뭔가 어색함이 느껴져 벨트를 찾아 매기도 한다.

어떤 행동을 할 때 나름대로의 절차를 따르면서 순차적으로 자연스럽게 이어지는 과정을 루틴이라고 한다. 이는 최종 행위로 이어지는 일종의 의식이라고 할 수도 있다. 반복하다보면 어느 시점부터는 아무 생각 없이 그냥 하고 있게 된다. 이를 통해 중간 과정에서의 쓸데없는 에너지 낭비나 신경쓰는 것을 줄이면서 최종 행위에 집중할 수 있도록 해 주는 효과가 있다. 시동을 거는 루틴이 잘 형성되어 있다면 렌트카나 다른 사람의 차를 운전하게 되는 경우에 나타나는 긴장 해소에 도움을 준다.

아이가 잠자리에 드는 준비과정에도 날마다 반복되는 행동들이 있다. 어떤 아이는 목욕을 하고 옷을 갈아입는 것부터 잠잘 준비를 시작한다. 어떤 아이는 졸리면 엄마 아빠에게 책을 가지고 와서 누운 상태에서 읽어 달라고 한다. 또 어떤 아이는 놀던 곳을 정리하는 것부터 이러한 잠자기의 루틴, 잠자기 의식을 시작한다. 양치질 하기, TV 끄기, 책 읽기, 물 한 잔 마시기, 화장실 다녀오기 등 저녁에 하는 아이의 모든 행동이 이러한 루틴의 요소로 작용할 수 있다. 이러한 행동들에 적절한 순서와 일관성이 있다면 '잠자기 루틴'이 된다. 잘 만들어진 잠자기 루틴은 숙면으로 이끄는 좋은 도구가 될 수 있다.

루틴 만들기는 거의 모든 스포츠에 활용된다. 예를 들어, 야구 선수가 타석에 들어서서 준비하는 과정을 살펴보자. 타석에 들어서서 왼발로 땅을 툭툭 3번 차고 오른발로 3번 땅을 비비면서 자리를 잡는다. 이어 배트를 오른손으로 손가락을 3번 쥐었다 폈다 하면서 잡고 왼손을 그 밑에 둔다. 위아래로 3번 흔들고 오리 궁둥이를 만들고 허리를 회전하여 타격자세를 잡는다. 그리고는 엉덩이를 좌우로 가볍게 흔들면서 리듬을 맞추다가 투수가 와인드업을 하고 볼을 던지는 순간 왼 다리를 들었다가 내리면서 타격을 한다. 그런데 그 선수의 모든 경기에서 투수가 누가 나오든, 어느 구장에서든 똑같은 행동들이 똑같은 순서로 이어진다. 타격을 할 때의 루틴이라고 할 수 있다. 그 선수는 이러한 복잡한 행동들을 아무 생각 없이 그냥 자동적으로 하고 있다. 물론 처음에는 순서를 정하고 의도적으로 모든 동작들을 하면서 연습을 한다. 어느 정도 시간이 흐르다 보면 그 행동들을 아무 생각 없이 그냥 타석에 들어서는 순간부터 하고 있게 된다. 중간 과정에 대한 고민이 없이 타격 자체에 집중하게 하는 효과가 있다. 구체적이고 자세하며 항상 같은 순서로 하고 있다. 이럴수록 더 효과가 좋다.

잠자기 루틴도 만들어 주기 나름이다. 우선 시작 행동이 중요하다. 잠잘 준비를 시작한다는 일종의 큐 사인이 된다. 어두워지기 시작하면 먼저 목욕 후 옷을 갈아입고 식사를 하는 습관을 만들자. 잠자는 준비과정 중간에 목욕이 들어간다면 오히려 잠을 깨울 수가 있다. 그래서 씻고 나서 옷을 갈아입는 것부터 루틴을 시작하자. 다만 중간에 저녁 식사가 끼게 되면 몰입도가 떨어질 수 있어 목욕은 예비 큐 사인 정도로 삼으면 좋다.

본격적인 루틴은 식사를 마치고 나서 하는 행동부터 시작하자. 식사 후 아이들은 대부분 양치를 하는데 이것이 루틴의 시작, 큐 사인이다. 엄마가 "양치하자."라고 이야기하면, 아이들은 '아, 이제부터 잠잘 준비를 해야 하는구나!'라고 인지하고 양치를 하게 된다. 몸은 2시간 정도 지나면 잘 준비를 하는 모드로 들어가게 된다. 스스로 양치가 가능한 아이라면 스스로 하도록 해주자. 아직 양치가 안 되는 아이라면 엄마가 양치를 시켜주는 것을 대신해도 좋다.

중간 과정은 집안 상황이나, 아이의 성향, 그리고 발달의 시기에 따라 이러한 루틴이 다르다. 양치질하고 나서 각각 좋아하는 놀이를 하면서 지내는 시간을 갖자. 블럭놀이, 만들기, 그리기, TV 보기, 노래 부르기, 음악 듣기, 소꿉놀이, 아빠 놀이터, 책 읽기 등등 다양한 활동을 하면 된다. 잠자는 시간이 다가올수록 정적인 활동을 하는 것이 좋다. 어느 정도 놀이를 마무리하고 나서 잠자리를 준비하자. 자리를 마련하고 베개를 준비하고 자리에 눕고 이불을 덮는다. 눕자마자 "물 마실래요.", "화장실 다녀올래요." 하는 경우가 있는데 잠자리에 들기 전에 미리 챙기도록 하자. 자기 직전 "책 읽어주세요." 하면서 서너 권의 책 읽기를 요구하는 아이들도 많다. 잠자리에서는 한 권을 가볍게 읽어주는 정도로 정리하자. 그 시간에는 잠을 자는 것이 책 읽어주는 것보다 더 중요하다. 읽어주고 싶으면 놀이 시간을 활용하자.

그리고 마지막은 꼭 껴안고 가볍게 이마에 뽀뽀를 해 주면서 "사랑한다."라고 다정하게 이야기해 주는 것으로 하자. 아이도 마찬가지로 같이 껴안고 "사랑해요. 안녕히 주무세요."라고 하면서 뽀뽀를 하게 된다. 우리의 뇌는 잠자는 동안 하루동안 겪은 여러 가지 사건들을 저장한다. 낮 동안 겪었던 여러가지 감정적 체험이나 사건들 중에 부정적인 일들이 더 잘 기억되는 경향이 있다. 그러한 경험이 강렬하다면 평생을 갈 수도 있다. 잠자기 루틴의 마무리에 사랑을 듬뿍 받는 긍정적인 행동과 반응으로 이루어진다면 부정적인 기억을 줄일 수 있다. 특히 엄마 아빠에게 혼이 난 날은 잠자기 전에 충분히 감정을 풀어주고서 재워주자. 그래야 그날의 기억은 결국 긍정적인 것으로 마무리가 된다. 이러한 마무리 루틴은 여러모로 유용할 것이다. 여러 공통되는 사항을 모아서 잠자기 루틴을 제안해 본다. 집에서 지내는 아이라면 저녁 식사 전부터, 단체생활을 하는 아이라면 집에 귀가하는 시점부터 시작한다.

뒤에 정리된 내용 정도의 루틴이라면 일반적이다.

씻기, 옷 갈아입기(사전 준비과정, 예비 큐)

-> 저녁 식사 하기

-> 양치질 하기(잠자기 루틴의 시작!)

-> 놀기, 책 읽기, TV 보기, 음악 듣기 등
(저녁 일상 활동에도 순서를 정해서 일정하게 하면 좋다.)

-> 물 한 잔 마시기, 화장실 다녀오기
(잠자리에 드는 신호로 삼자.)

-> 베게 가져와서 놓기, 자리에 눕기, 조명 조절하기, 경우에 따라 책 한 권 읽어주기, 자장가 들려주기, 음악이나 이야기 오디오 틀어주기(아이에 따른 선택사항)

-> 안아주면서 사랑한다는 말 한마디와 가벼운 뽀뽀
(잠자기 루틴의 마무리)

통잠 위한 잠자리 습관 들이기

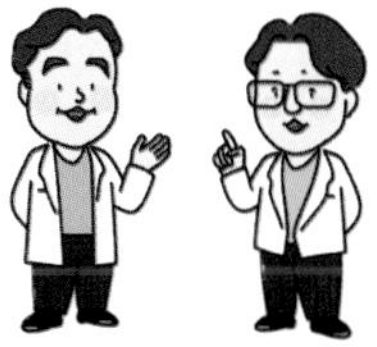

아이가 태어나면 모든 것을 배워야 한다. 아이 스스로 알아서 하는 것은 없다. 물론 수면 패턴도 예외가 아니다. 부모는 아이가 습관이 될 때까지 어떻게 자야 하는지 알게 해 주어야 한다. 이때 아이가 적응될 때까지 양보하지 말아야 할 원칙이 있다. 아이 반응에 흔들리지 말아야 한다. 부모가 이랬다저랬다 하면 아이도 갈피를 잡지 못하고 버릇을 들이지 못한다. 당초에 습관을 들이지 못하고 나중에 고치려고 하면 아이와 부모 모두 힘들다. 신생아 때부터 첫 단추가 중요하다.

아이가 잘 자도록 하기 위해 부모가 지켜야 할 첫 번째는 '엄마 품에서 내려놓기'다. 잠들기 전 아이를 침대에 내려놓고 스스로 잠자는 연습을 시켜야 한다. 보통 아이는 잠자기 전 칭얼거리거나 눈을 비비면서 졸음이 온다는 신호를 보낸다. 처음에는 긴가민가 하지만 시간이 지나면서 일정해지기 때문에 알아차릴 수 있다. 부모는 아이가 잠이 오기 시작하는 시간에 맞춰 목욕을 시킨다. 기저귀도 갈아주어 불편한 것을 없앤다. 수유를 해 배고픈 것도 달래고 트림도 시킨다. 그리고 침대에 눕혀 부드러운 마사지를 하면서 잘 자라는 인사를 하며, 부모는 아이 잠자리 루틴을 모두 마친다. 그런데 문제가 생긴다. 아이가 울기 시작한다.

아이가 울면 부모는 당황한다. 일단 울음을 그치게 하려고 아이를 안는다. 안아서 달래면 아이는 울음을 그친다. 부모는 한바탕 전쟁을 치르고 무사히 한고비를 잘 넘기지만 다음날도 문제다. 잠들 때까지 토닥토닥 해주기도 하고, 젖병도 물려 보지만 울음을 그치지 않는다. 이제는 안아 주지 않으면 잠을 자지 않는다. 아이를 빨리 재우고 쉬어야 하는 부모는 안아 줄 수밖에 없다. 잠든 것 같아 눕혀 놓으면 조금 있다 다시 깨서 울고 달랠 방법이 없는 부모는 어찌할 바를 모른다.

한 호주 연구팀에 따르면, 신생아를 재울 때 안거나, 다독이거나, 젖을 먹이거나 흔들지 않아야 보다 좋은 수면 습관을 들일 수 있다고 한다. 연구 결과에 따르면 생후 6주 정도 되는 아이들 중 가만히 놔두면서 재운 아이들이 평균 80분 이상 더 잠을 잔다고 한다. 안아주면 빨리 잠들도록 할 수는 있지만 수면 시간이 줄어들고, 나쁜 수면 습관을 들이는 결과를 낳는다.

두 번째는 '빨리 반응하지 않기'다. 조금만 부스럭거리거나 칭얼거리면 아이가 깼다고 생각하고 바로 이름을 부르면서 자라고 하거나 토닥토닥해준다. 심한 경우는 안고 달랜다. 이런 행동은 아직 잠이 덜 깬 아이를 완전히 깨우는 것이다. 같은 호주 연구팀은 아이가 울어도 최소한 5분 정도 가만히 두는 것이 좋다고 조언한다. 내버려두면 잠시 꼬물거리면서 잠드는 경우가 많다. 아이 스스로 다시 잠을 잘 수 있는 연습 기회를 주는 것이기도 하다. 얼마 정도 시간을 두고 지켜보다가 울음소리가 커지면 기저귀 등 불편한 것이 없는지 확인하고 다시 잠들도록 돕는다.

세 번째는 '잠자는 시간 일정하게 하기'다. 태어난 아기는 아직 밤, 낮도 구별하지 못한다. 해가 뜨고 지는 시간에 맞추어 아이 기상과 수면 시간을 맞추도록 도와야 한다. 처음에는 시도 때도 없이 먹고 자고 하겠지만, 시간이 지나면서 젖 먹는 시간, 노는 시간, 자는 시간을 일정하게 하는 것이 아이가 습관을 들이는 데 좋다. 시간이 일정해야 아이도 이후 어떤 일이 일어나는지 알고 준비할 수 있다. 외출해야 하는 경우는 주의하자. 하루 리듬이 깨지기 쉽다. 몸을 움직이는 것이 숙면에 도움이 되기는 하지만 너무 피곤하면 잠을 잘 자지 못한다.

부모로서는 빨리 재우려면 안아주는 것은 어쩔 수 없다고 항변할 지도 모르겠다. 아이가 자야 부모도 잘 수 있기 때문이다. 하지만 습관을 들이지 않으면 계속 고생하고, 심하면 더 악화되어 걷잡을 수 없게 된다. 아이의 수면 질은 더 나빠지고 부모도 숙면을 할 수 없다. 잠을 못 자면 아이 성장이나 면역력에 문제가 생길 뿐만 아니라 부모 건강도 위협한다. 특히 산후풍이나 산후 우울증으로 고생하는 엄마들 중 아이가 잠을 잘 자지 않기 때문인 경우가 많다. 잠을 못 자면 출산하면서 약해진 근육이나 인대가 더욱 약해지고, 체력과 면역력을 회복할 수 없다. 그러므로 아이에게 좋은 수면 습관을 들이는 것은 엄마뿐만 아니라 아빠와 온 가족이 합심해서 해결해야 하는 중요한 문제이다.

*** 영아 돌연사 증후군 예방하기**

영아 돌연사 증후군(Sudden Infant Death Syndrome, SIDS)은 12개월 미만의 영아가 특별히 의심되는 원인 없이 사망하는 경우를 말한다. 병명처럼 명확한 이유는 알 수 없지만 부모의 미숙한 관리 때문이라는 보고가 나오면서 주의가 요구된다. 이를 예방하기 위해서 잠자는 환경에는 문제가 없는지 살펴보아야 한다. 등을 대고 누운 자세로 재우고 표면이 딱딱한 아기 침대를 부모 옆에 놓는 것이 좋다. 지나치게 푹신한 쿠션 제품을 사용하거나 부모와 같은 침대를 사용하는 것은 질식할 수 있기 때문에 피해야 한다. 소파나 흔들의자에서 아이를 재우는 것도 안 되며, 흡연도 위험성을 증가시키므로 금연한다.

잠은 건강과 몸을 함께 묶어 주는 금사슬이다.

토마스 데커

part 3

잠과 건강

- 잠 건강이 장 건강
- 충분한 잠은 비만을 예방한다
- 잠을 잘 자야 잘 큰다
- 스트레스와 잠
- 악몽은 알겠는데, 야경증은 뭐죠?
- Smart 1·2·3

잠 건강이 장 건강

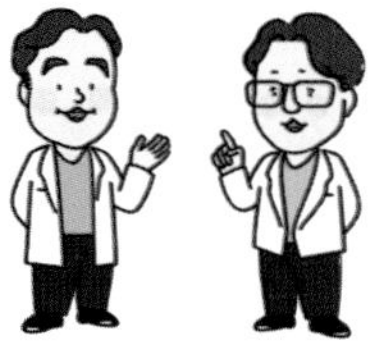

대부분의 부모님들은 아이의 장 건강이 중요하다는 것을 알고 있다. 아이가 대변을 잘 보지 못하거나 묽고 상태가 좋지 않으면 걱정이 된다. 반대로 대변을 규칙적으로 보고 색과 상태가 좋으면 안심을 한다. 유산균제 하나쯤은 아이에게 챙겨주고 조금이라도 장 기능에 도움이 되는 재료로 이유식을 만들어 먹인다. 하지만 부모님들에게 장 건강을 위해서는 잠을 잘 자야 한다고 말하면 의외로 놀라는 분들이 많다.

잠과 장의 관계를 말하기에 앞서 장을 조금 더 살펴보자. 장 속에 살고 있는 여러 미생물들을 장내 미생물총이라고 한다. 우리 몸을 구성하고 있는 세포의 수가 평균 10조 개 정도 되는데, 박테리아, 바이러스, 원시 세균 등의 미생물은 그 수의 10배 정도로 추정된다. 미생물들은 우리 몸의 다양한 곳에서 살고 있지만 대장에 가장 많이 살고 있다. 우리가 매일 보는 대변에는 수분을 뺀 나머지의 40% 정도가 대장에 살고 있는 미생물들이다.

엄마 뱃속에 있을 때 태아의 장은 미생물이 전혀 없는 무균 상태이다. 태어나면서 엄마의 산도(産道)를 거치면서 미생물과 접촉이 시작되고, 이후 여러 요인에 의해 독특한 생태계를 이루게 된다. 각자의 미생물총은 지문과 같아서 똑같은 미생물총을 가지고 있는 사람은 없고, 심지어 일란성쌍둥이 조차도 같지 않다고 한다.

생후 1~2년 동안 미생물들은 장내 환경에 맞춰 공동체를 이루어 간다. 마치 초원에서 다양한 식물과 동물들이 환경에 따라 서로 싸우기도 하고 화해도 하는 것을 상상하면 된다. 그러다가 만 3세 정도가 되면 어느 정도 성인과 같은 장내 환경이 조성된다. 그러므로 3세까지 장 건강이 중요하다. 세 살 버릇도 여든까지 가지만 세 살 장도 평생을 간다.

미생물총에는 병을 일으키는 유해균이 있고, 이를 방어하는 유익균이 있다. 그리고 중간에서 어떤 경우에는 유익균이 되기도 하고 유해균이 되기도 하는 중간균이 있다. 보통 유익균과 중간균이 많은 상태가 장이 건강하다고 할 수 있다. 바로 '황금똥' 생산의 최적 조건이 되는 것이다.

그렇다면 잠과 장은 어떻게 이어질까? 잠은 장 내 환경을 변화시키고 장에서 살고 있는 여러 미생물들 분포에 영향을 미친다. 충분한 잠은 유해균 대비 유익균의 비율을 높여 장 건강을 튼튼하게 한다. 수면 상태가 좋아지면 식욕도 좋아지고 변비나 설사 같은 대변 상태도 개선이 된다. 최근에는 장에 살고 있는 미생물들이 비만, 당뇨, 아토피성 피부염, 류마티스 관절염 뿐만 아니라 파킨슨병과 같은 신경계 질환이나 우울증, 자폐증과 같은 정신질환과도 관련성이 높다는 것이 밝혀지고 있어 이들 질환에 대한 잠의 중요성이 더욱 커지고 있다.

물론 유산균제에 대한 관심도 높다. 그런데 유산균제를 먹이고 있으니 장 상태가 좋아질 것이라는 생각도 주의해야 한다. 유산균제에 들어 있는 유익균이 장내에 들어가 기존에 자리하고 있는 유해균을 이겨내고 제 역할을 한다는 보장이 없기 때문이다. 유산균제에 함유된 세균 수가 많다고 광고하지만 전체 균의 수에 비하면 많은 양도 아니다. 또한 유산균제에 있는 균들이 독성을 가지고 있고 안정성이 증명이 되지 않은 경우도 있다. 다른 질환을 가지고 있는 경우 유산균제 복용이 오히려 증상을 악화시킬 수도 있다는 연구도 발표되고 있어 주의가 필요하다.

식습관이나 질병, 스트레스, 항생제와 같은 약물 복용 등으로 인해 장이 영향을 받게 되면 장 내 생태계가 변하게 된다. 특히 꼭 필요한 경우를 제외하고는 항생제를 오래 복용하는 것은 좋지 않다. 항생제는 나쁜 균만을 골라서 없애는 것이 아니고 유익한 균까지 모두 없애 버리기 때문이다. 벼룩 잡으려다 초가삼간 태우는 격이다.

우리 아이 장이 좋아지길 바란다면 유산균이 잘 자라는데 도움이 되는 식이섬유 섭취도 늘리고 건강한 식습관을 가지는 것이 중요하다. 그리고 잠자는 시간이 줄어들면 장내 미생물총의 변화를 일으키고 장 기능이 떨어질 수 있다는 것도 잊지 말자. 우리 아이가 어떻게 잠을 자고 있는지 살펴보고, 수면 시간이 충분하고 일정하도록 도와주는 것이 장 건강의 출발점이다.

충분한 잠은 비만을 예방한다

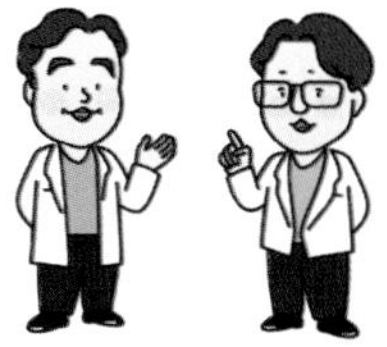

소아 비만은 평생 건강과 직결된다. 성인병으로 알려진 당뇨병, 고혈압, 심혈관계 질환, 고지혈증, 지방간 등은 비만과 관련이 크고, 이는 영유아기나 학령기 비만에서 이어질 확률이 높다. 옛 어른들의 말씀처럼 "어렸을 때 체중은 다 키로 간다."는 것은 맞는 말이 아니다. 아이들의 비만은 출생 체중, 모유 수유 여부, 가족력, TV 시청 시간, 잘못된 식습관이나 운동 부족 등 다양한 요인들이 복합적으로 작용하지만 부족한 수면 시간도 원인 중 하나이다.

잠은 크게 두 가지 면에서 아이들 체중 증가에 영향을 미친다. 첫 번째는 활동량이 감소하는 것이다. 잠자는 시간이 줄어들면 피곤함을 느끼고 움직이려 하지 않게 된다. 활동량이 감소하면서 에너지 소모도 줄게 되고 음식으로 섭취한 잉여 에너지가 몸에 축적된다.

이것이 체중 증가로 이어진다.

두 번째는 식욕의 증가이다. 줄어든 잠은 스트레스로 작용한다. 뇌에서는 식욕과 관련된 호르몬을 분비하여 음식을 섭취하라는 명령을 내린다. 스트레스 상황에서 음식을 먹고 싶은 경험은 누구에게나 있다. 실제로는 배가 고프지 않은데 발생하는 가짜 신호다. 이때 먹게 되면 필요 이상의 에너지를 섭취하게 되어 체중 증가로 이어진다. 우리가 야식을 피해야 하는 이유이다.

식욕을 조절하는 호르몬에는 렙틴과 그렐린이 있다. 렙틴은 지방조직에서 분비되고 우리 몸의 체지방을 일정하게 유지하는 역할을 한다. 음식을 먹으면 렙틴이 분비되어 배가 부르다는 신호를 보낸다. 반대로 그렐린은 배가 고픈 공복상태에서 급격히 분비가 증가되어 음식물을 섭취하도록 요구한다. 이 두 호르몬 중 그렐린은 잠과 관련이 있어서 수면 시간이 줄어들 때 분비가 늘어난다. 즉, 잠자는 시간이 줄어들면 그렐린이 많이 분비되고 필요 이상으로 먹게 된다.

여러 가지 비만 척도 중 여기서는 BMI(Body Mass Index, 체질량지수, 체중(kg)/키(㎡))를 기준으로 이야기해 보겠다. BMI 백분위수가 85이상 95 미만이면 비만 전 단계인 과체중, 95이상이면 비만이라고 이야기한다. 99백분위수 이상이면 고도비만이라고 하는데, 이런 아이들은 어린 나이에도 불구하고 성인병과 관련된 혈당이나 콜레스테롤과 같은 수치가 높아져 있을 가능성이 높다. 이후 건강을 위해 적극적으로 체중 조절이 필요하다.

최근 발표된 학생 건강검사 표본 통계에서 초, 중, 고등학교 학생들 가운데 비만을 가진 학생들의 비율이 17.3%로 나타났다. 연령별로 초등학생 중 비만 비율은 15.3%, 중학생 16.3%, 고등학생 21.3%였다. 여기서도 초등학교 때 비만이 계속 이어짐을 알 수 있다. 또 학생들 중 비만 학생들 비율은 매년 증가 추세에 있다. 10년 전인 2008년 11.2%가 비만인 것으로 조사 되었으니 10년 전에 비해 6.1% 증가한 수치다.

이 조사에서 비만아를 대상으로 한 혈액 검사 결과는 더욱 심각하다. 그중 총 콜레스테롤 상승이나 간 기능 이상이 발견되는 비율이 가장 커서 10명 중 남자아이는 2명, 여자아이는 1명에서 이상을 보이고 있다. 성인에서 주로 나타나는 현상이 이미 나타난 것이다. 비만의 심각성은 아무리 강조해도 지나치지 않다.

수면과 비만과는 실제로 어떤 관계가 있을까? 재미있는 연구 결과가 있다. 뉴질랜드 연구진들은 아이들 수면과 비만과의 관계를 살펴보기 위해 출산을 앞둔 가정을 둘로 나누고 각각 달리 교육하였다. A그룹은 기존에 비만 위험 인자루 알려진 아이의 음식, 활동 및 모유 수유에 대한 교육을 실시했고, B그룹에게는 아이의 수면과 관련한 교육을 했다. 그리고 어떤 교육이 아이들의 비만 예방에 더 도움이 되었는지 살펴보았다.

출산 후 아이들이 성장하여 두 살이 되었을 때 A그룹에서 출산한 아이보다 B그룹에서 출산한 아이들 비만율이 훨씬 낮았다. 비만율이 절반 수치였다. 이 연구진이 교육했던 수면 프로그램은 특별한 것이 아니었다. 아이들이 자다가 깼을 때, 다시 수면에 들어가도록 외부 자극을 주거나 달래지 않고, 아이 스스로 잠들게 놔두도록 교육한 것이 전부였다고 한다.

우리나라에서는 6~15세 사이 약 1,300명의 건강과 영양 상태를 7년 동안 추적 관찰하였다. 연구 결과를 살펴보면 짧은 수면 시간이 소아 · 청소년 대사증후군 발병 위험을 높이는 요인으로 나타났다. 대사증후군은 비만뿐만 아니라 혈당, 혈압, 고지혈증, 콜레스테롤 상승 등 성인병과 관련된 수치가 상승하는 것이다. 소아 비만인 아이들이 대사증후군 위험이 4배 높았고, 하루 평균 8시간 미만으로 수면을 취하는 아이들이 심혈관계질환 포함 대사증후군 위험이 2배 높았다.

비만은 아이들의 건강을 위협하므로 아이들의 평생 건강을 위해 어렸을 때부터 꼭 관심을 가지고 조절해 주어야 한다. 체중을 관리하기 위해서는 밀가루, 설탕 등 단순 당이 많이 포함된 음식이나 인스텐트를 줄이고 적당한 운동을 하는 것이 기본이지만 잠을 충분히 자지 못 한다면 이 모든 것이 고통스러운 헛수고일 뿐이다. 그러므로 건강한 수면이 비만을 해결하는 첫걸음이다.

*** 백분위수(percentile)**

백분위수는 성별과 나이가 같은 아이들을 작은 아이에서 큰 쪽으로 한 줄로 순서대로 세웠을 때 우리 아이가 100명 중 몇 번째 있다는 뜻이다. 아이 체중이 60백분위수라고 한다면 또래 아이들 100명 중 60번째라는 것과 같다. 50백분위수가 평균이기 때문에 평균보다 체중이 더 나가는 편이라는 것을 알 수 있다.

*** 비만 기준**

아이가 비만인지 아닌지 판단하는 기준은 여러 가지가 있다. 팔 뒤쪽에 있는 삼두근이나 어깨뼈 아래쪽 피하지방 두께를 백분위수로 나누는 방법도 있고, 표준 신장과 체중으로 비만도를 계산하는 방법도 있다. 이들 기준 중 BMI(Body Mass Index, 체질량지수, 체중(kg)/키(m²))로 판단하는 방법이 가장 일반적이다.

잠을 잘 자야 잘 큰다

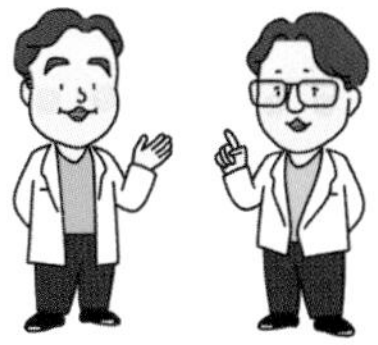

우리나라는 유독 '키'에 대한 관심이 많다. 배우자를 고를 때도 경제적인 능력과 함께 큰 키를 고려 요소로 생각하는 경우가 많다. 이상적인 남자 배우자의 키는 177.4㎝, 여자 배우자 키는 164㎝라는 한 결혼 정보 업체의 설문조사도 있었다. 부모들이 바라는 아이의 키는 이와 비슷하거나 오히려 더 크다. 남자아이가 있는 부모 10명 중 4명은 180㎝ 이상, 여자아이가 있는 부모 10명 중 5명은 165㎝ 이상이 되기를 바란다. 취업과 같은 사회 활동이나 친구나 이성을 만날 때처럼 대인관계에 더 유리하다는 생각 때문에 큰 키를 선호한다.

경제적으로 발전하고 영양적으로 풍부해진 덕에 키가 더 커질 것으로 예상되었지만, 최근 조사에서는 기대와는 다른 결과가 나왔다. 우리나라 고3 평균 키는 남자가 173.5㎝, 여자가 160.8㎝로 20년째 큰 차이를 보이지 않았고, 오히려 약간 감소한 것으로 나타났다. 키를 키우기 위해 영양적인 측면만을 강조하는 것도 한계가 있다. 키에 영향을 미치는 다른 요소들 특히, 수면의 역할을 생각해 봐야 한다.

아이들 성장에 잠이 중요한 이유는 첫 번째, 성장호르몬 대부분이 자는 도중에 분비된다는 사실이다. 그중에서도 깊은 잠을 자는 비렘수면이 중요하다. 9시에 잠이 드는 경우라면 밤 10시에서 새벽 2시 사이가 절정이다. 10시보다 더 늦게 잠이 드는 경우나 낮잠을 자는 경우에도 비렘수면기에 접어들면 성장호르몬이 나오기는 하지만, 밤에 잘 때 분비되는 양과는 비교할 수 없다. 그렇기 때문에 밤중 수면이 중요하다. 그러므로 성장호르몬이 잘 분비되려면 잘 자야 하고 수면 리듬을 지켜야 한다. 성장을 위해서 일찍 잠을 자야 한다는 말이 정답이다.

혹시, 숙면을 방해하는 것이 있다면 먼저 개선해야 한다. 대표적인 것은 수면 무호흡증이다. 수면 무호흡증이 있으면 코로 호흡을 할 수 없고 코골이로 인해 깊은 수면 즉, 비렘수면 시간이 현저히 줄어든다. 코골이가 있는 어른의 경우와는 달리 아이들은 코골이 없는 수면 무호흡증도 많아 알아차리기가 힘들다. 코골이가 없어도 자면서 땀을 많이 흘리거나 뒤척임이 심하고 성장 속도가 떨어져 간다면 수면 무호흡증을 의심해 보아야 한다. 자면서 숨을 잘 쉴 수 있으면 잠도 잘 자고 키도 큰다.

숙면을 방해하는 다른 한 가지는 먹는 시간이다. 생후 6개월 이후에는 밤중 수유가 필요없다. 그런데 아이가 잘 크지 않을 경우에는 엄마는 걱정이 된다. 시간에 관계없이 무엇이라도 먹이려고 한다. 밤에도 깨면 수유를 하고, 좀 더 큰 아이의 경우라면 자기 전까지 과일이나 우유라도 더 준다. 음식이 들어오면 위장은 소화를 시키기 위해 쉬지 않고 움직여야 한다. 잠이 들기 전 체온이 약간 떨어져야 잠도 오고 숙면을 할 수 있는데, 음식을 섭취할 경우 소화를 시키느라 열이 더 발생한다. 자기 전 음식을 많이 먹으면 깊게 잠을 잘 수가 없다. 성장이 걱정된다면 잠이 먼저다. 잠을 잘 자면 식욕과 성장은 자연스럽게 따라오게 된다.

그러면 우리 아이 성장호르몬이 잘 분비되고 있다는 것은 어떻게 알 수 있을까? 그것은 연령대별 성장 속도를 보면 알 수 있다. 성장 속도는 연령별로 다르다. 우리나라 아이의 경우 태어날 때 평균 신장은 50㎝이다. 여기서 돌 무렵까지는 25㎝정도, 돌에서 2돌까지는 12.5㎝정도 자란다. 2돌까지가 평생을 통틀어 가장 많이 자라는 시기이고 '제 1 성장 급진기'라고 한다. 이후 사춘기까지는 매년 비슷한 속도로 키가 큰다. 초등학교 들어가기 전까지는 1년에 6~7㎝, 초등학교 들어가서 사춘기가 시작되기 전에는 5~6㎝ 정도 성장하게 된다. 2돌 이후 1년에 4㎝정도 자라고 있다면 성장호르몬 분비에는 거의 문제가 없다. 그러나 평균 키보다 덜 자라고 있기 때문에, 성장이 더디다고 느낄 경우 수면 상태를 살펴봐야 한다. 충분한 시간을 자지 못하고 아침에 일어나서 피곤하다면 잠자는 시간을 더 늘려 주어야 한다. 그러면 성장 속도가 회복이 될 것이다.

<연령별 성장 속도>

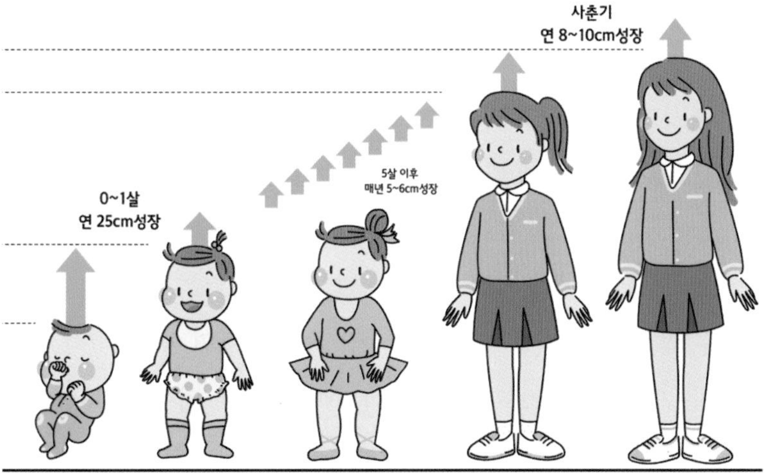

아이들 성장에 잠이 중요한 두 번째 이유는 성장판 때문이다. 성장판은 우리 몸의 긴 뼈 끝부분에 있어서 뼈를 자라게 하는 역할을 한다. 성장판이 닫히기 전까지는 연골 형태로 되어 있기 때문에 압박을 받는 동안 성장판은 눌려 있게 된다. 즉, 낮에 서 있거나 운동을 하면서 활동할 때는 중력과 체중 때문에 성장판이 눌리지만, 밤에 누워 있게 되면 성장판과 주위 근육을 누르고 있던 힘이 사라지고 성장판에 혈액공급이 원활해 지면서 키가 자란다. 밤에 키가 큰다는 또 하나의 증거다.

'키 크기' 열풍에 의해 성장판에 대한 관심이 많다. 요즘 키를 키우려고 농구, 줄넘기, 트램펄린 뛰기 등 성장판 자극 운동을 많이 시킨다. 하지만 이런 운동을 과도하게 하는 경우 오히려 성장판에 압력이 증가되어 키 성장에 독이 되는 경우도 있다. 성장에 도움이 된다고 성장판을 자극하기 위한 운동만을 고집하는 것보다 걷기나 수영 등 전신 운동으로 활동량을 늘리는 것이 좋다. 그리고 모든 운동 후에는 스트레칭을 해서 성장판 주위의 긴장된 근육을 풀어주도록 한다. 성장판도 자극과 이완이 적당히 병행되어야 제 기능을 발휘할 수 있다. 침이나 부항 치료도 성장판 주변의 긴장되어 있는 근육과 인대를 이완시켜 키 크는데 도움이 된다.

검사를 통해 성장호르몬이나 성장판에 문제가 없는 데도 아이가 크지 않는다면 생활습관을 살펴보아야 한다. 성장호르몬 치료를 하면 당장에는 효과가 있을지 모르지만 생활습관이 개선되지 않으면 효과를 지속하기 어렵다. 키가 작다고 바로 성장호르몬 치료를 하는 것보다 성장에 방해를 주는 요소, 즉 영양, 수면, 운동 등을 개선해

주는 것이 먼저다. 그중에서도 잠을 잘 수 있도록 하는 것이 최우선이다. 아이들은 밤에 잠을 자는 시간이 길수록 키가 커진다.

*** 성장호르몬이란?**

우리 몸의 성장과 발달, 재생을 자극하는 호르몬으로 뇌의 뇌하수체라고 하는 부분에서 분비된다. 골격 주위의 근육이나 대퇴골 같은 긴 뼈의 성장에 영향을 주어 키를 크게 한다. 키가 작은 아이의 경우 체크 사항 중에 성장호르몬이 잘 분비가 되고 있는지가 필수적이다.

스트레스와 잠

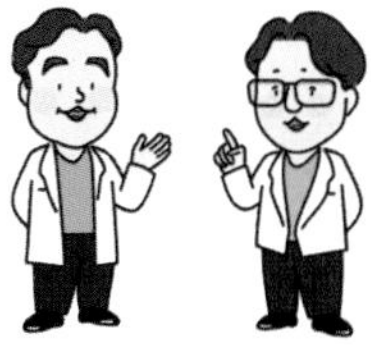

요즘 우리는 스트레스라는 말을 많이 듣고 많이 쓴다. 이 단어는 원래 '팽팽히 조인다'라는 뜻의 라틴어에서 유래한 말로 물리학에서 처음 사용하였고, 의학계에서는 1938년 한스 셀리에(Hans Selye)라는 의사가 사용하기 시작했다. 그는 몸의 균형을 깨뜨리는 자극에 대해 몸이 안정을 유지하기 위한 반응의 의미로 스트레스를 정의하였다.

이후 의학이 발전하면서 외부 자극에 대한 몸의 반응에 대해 더 잘 알 수 있게 되었다. 스트레스 자극이 들어오면 눈동자가 커지거나 가슴이 두근거리고, 갑자기 몸에 있는 털이 쭈뼛 서는 것 같고 호흡도 빨라진다. 바로 자율신경계가 작동하면서 생기는 현상이다. 자율신경계는 대뇌의 직접적인 명령 없이 체내 여러 기능을 알아서 조절하는 역할을 담당한다.

스트레스는 특별한 질환이 아니며, 누구에게나 조금씩이라도 스트레스가 있다. 그렇다면 아이들에게도 스트레스가 있을까? 천진난만하게 놀고 있는 어린아이를 보고 있자면 스트레스라는 말 자체가 떠오르지 않는다. 그래서 흔히 아이들은 스트레스가 없다고 생각하기 쉽다. 하지만 아이들이 어른들에 비해 스트레스 상황에 더 많이 노출된다. 성장하면서 단계마다 새로운 것을 배워야 하기 때문이다. '배움' 역시 스트레스의 일종이다. 그만큼 몸이 해야 할 일이 많다.

예를 들어 아이들은 태어나서 이전에 할 수 없었던 목 가누기, 뒤집기, 기기, 서기 등을 해낸다. 돌 이후에는 바닥이 흔들리는 것 같고 넘어질까 봐 무섭기도 하지만 부모 손을 잡지 않고도 걸음마를 해낸다. 이후 어린이집이나 유치원을 다니면서는 낯선 환경에 적응해야 하고 새로운 친구들과 잘 지내야 한다. 학교 가서도 마찬가지이고 해야 할 학업은 점점 늘어만 간다. 아이에게는 모든 것이 처음이고, 일생일대의 과업이자 생존을 위한 미션이다. 어른들은 몇 시간 앉아 집중하기도 힘이 드는데, 아이는 24시간이 새로운 학습의 연장이다. 그만큼의 스트레스가 발생하는 것은 당연하다.

스트레스가 심해지면 아이는 언제나 신호를 보낸다. 특별한 질환이 없는데 짜증이 늘고 예민해진다. 식욕과 잠자는 시간이 줄어들면서 키와 몸무게가 느는 속도도 떨어진다. 산만하거나 흥분한 상태가 계속되고 물건을 던지는 등 난폭한 행동을 보이기도 한다. 말수가 줄거나 우는 횟수가 늘기도 하고 잘 가던 어린이집이나 유치원을 안 가겠다고 버티는 아이도 있다. 그중에서도 복통과 두통을 가장 많이 호소하고, 이 중 복통이 더 일반적이다.

부모로서 아이가 아프다고 하면 걱정이 되지만 스트레스로 인한 복통은 검사를 해도 원인이 나타나지 않는다. 다른 질환으로 인해 나타나는 복통과는 달리 주로 배꼽 주위가 아프다고 한다. 통증을 호소하는 시간이 길지 않고 배를 문질러 주면 금세 좋아지기도 한다. 발열이나 구토, 설사, 혈변 등이 없고 자면서 통증이 없다면 특별한 문제가 아닐 가능성이 높다. 이를 꾀병이라고들 하지만 아이로서는 자신이 스트레스 상황에 놓여 있다는 것을 알리는 심각한 입장 표현이다.

이렇게 아이가 스트레스로 인한 증상을 보일 때 가장 중요한 조치는 부모와의 유대감이다. 이를 통해 안정된 상태로 돌아올 수 있다. 부모를 신뢰하면 아이는 스트레스로 인한 다양한 증상에서 벗어날 수 있다. 아이가 가지고 있는 스트레스가 어떤 것인지 살펴보고 공감과 지지를 표현해 주는 것이 필요하다. 부모를 믿고 의지하는 관계만으로도 아이는 일상적인 스트레스를 이겨낼 수 있다.

스트레스가 지속되면 렘수면 때 처리해야 할 것들이 늘어난다. 렘수면이 평균보다 빨리 오고 지속시간도 길어지면서 수면 리듬이 흐트러진다. 또 원래 렘수면 때는 뇌에서 근육을 움직이지 않도록 신호를 보내는데, 극심한 스트레스는 자면서 주먹을 휘두르거나 발로 차는 등 '렘수면 행동장애' 위험성도 증가시킨다. 스트레스 상황이 지속될수록 수면 시간이 줄어들기 때문에 이를 이겨내려면 수면 시간을 늘려야 한다. 충분한 수면은 스트레스로 인해 생기는 염증을 없애고 마음을 정리할 수 있도록 한다. 잠은 스트레스를 치료하는 보약이다.

*** 스트레스 복통과 구별해야 할 질환**

충수염 : 보통 구토와 미열을 동반하면서 복통을 호소한다. 처음에는 배꼽 주위에 통증이 있다고 하다가 시간이 지나면서 우측 하복부가 아프다고 한다. 배꼽과 골반 앞쪽에서 가장 튀어난 부분을 선으로 연결했을 때 골반으로부터 1/3 지점(McBurney point)을 눌렀다가 떼면 심한 통증을 호소한다.

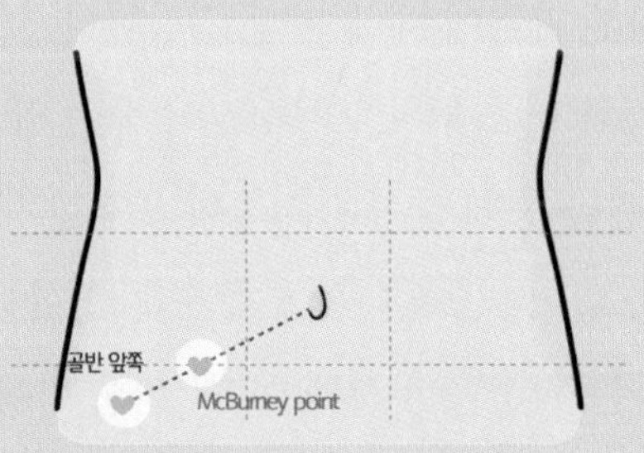

장중첩증 : 2세 이하의 아이들에서 자주 나타나는 질환으로 소장이 대장으로 말려 들어가면서 생기는 경우가 가장 흔하다. 건강하던 아이가 통증으로 10~15분 자지러지게 울다가 조용하기를 반복하고 통증 지속 시간이 점점 길어진다. 질환이 있는 아이들 중 60%에서 증상이 시작되고 12시간 내에 혈변이 나타난다. 배에서 소시지 같은 종괴가 만져지기도 하고 장폐색으로 인해 초록색의 담즙이 섞인 구토를 동반한다.

*** 자율신경계**

자율신경계에는 교감신경계와 부교감신경계가 있다. 교감신경은 척수의 중간 부분에서 주로 나오고 부교감신경은 중뇌, 연수, 척수의 꼬리 부분에서 시작되어 각각 담당 내장기관에 분포한다. 교감신경과 부교감신경은 서로 균형 있게 작용하면서 소화나 호흡, 순환 등 생명 유지에 중요한 기능을 담당한다.

교감신경은 외부 자극에 대해 바짝 긴장한다. 마치 전투태세에 돌입하는 것과 비슷하다. 교감신경이 하는 일은 눈이나 귀, 코 등 감각 기관을 통해 들어온 자극이 위험한지 아닌지 판단하고 대비하는 일이다. 예를 들어 무서운 영화를 볼 때 우리 몸에서 나타나는 현상을 상상해 보자. 심장 박동이 빨라지고 혈압이 상승하며 눈동자가 커지고 호흡수도 증가한다. 근육이나 신체기관으로 가는 혈액이 늘어날 뿐만 아니라 뇌에서 산소가 많이 공급되면서 각성 상태가 유지된다. 모든 오감이 예민해지고 긴장 상태가 유지된다. 하지만 점막에서 분비되는 점액들이 줄어들어 소화능력은 떨어지고 침도 마르게 된다. 이것이 교감신경이 작용하여 생기는 증상이다.

스트레스가 지속되면 교감신경만 지나친 상태가 계속된다. 항상 긴장해 있기 때문에 예민해지고 조그만 자극에도 쉽게 짜증내고 화를 내며, 소화력이 저하되어 있기 때문에 음식을 먹고 싶은 생각도 떨어진다. 몸에 에너지와 영양 보충이 되지 않는 상태에서 저장되어 있던 것을 꺼내 쓰기 때문에 쉽게 지치고 성장 속도도 떨어진다. 피부나 코, 기관지, 위장관의 점액 분비가 줄어 건조해지면서 염증이 생기기 쉽다. 천식, 비염, 아토피성 피부염 등 알레르기 질환뿐만 아니라 장에도 염증이 생겨 과민성 대장증후군 같은 장 질환도 생기기 쉽다.

교감신경으로 인한 증상이 계속되면 건강에 문제가 생기므로 회복 작용이 필요하다. 마치 전투를 잠시 멈추고 사용한 군비를 점검하고 병사들도 휴식하는 것과 같다. 이때 부교감신경이 나선다. 부교감신경이 우세할 때 나타나는 증상은 휴양지에서 기분 좋게 밥을 먹고 누워 있을 때를 생각하면 된다. 심장의 박동은 느려지고 동공은 수축한다. 위와 장의 운동이 활발해지고 위와 장의 점막에서 소화액 분비도 증가하면서 소화가 되기 시작한다. 침 분비나 소변 양도 증가한다. 긴장하고 각성되었던 상태가 풀어지면서 잠도 스르르 온다.

이렇게 교감신경과 부교감신경은 외부 자극에 대해 몸이 너무 한쪽으로 치우치지 않도록 서로 다투면서 균형을 유지하려고 한다. 이를 항상성(恒常性)이라고 한다.

악몽은 알겠는데, 야경증은 뭐죠?

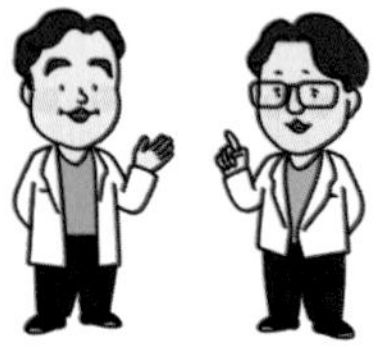

어느 날, 잘 자던 아이가 소리를 지르면서 깬다면 부모는 크게 당황할 것이다. 아이가 이런 증상을 보일 때는 의심되는 두 가지 질환이 있다. 바로 악몽과 야경증이다.

악몽은 누구나 한 번쯤은 꾸어 본 경험이 있어 잘 안다. 말 그대로 자면서 꾸는 무섭거나 기분이 좋지 않은 꿈을 말한다. 악몽을 특별한 질환이라고 할 수 없지만 성장하는 아이들에게는 문제가 될 수 있다. 수면을 방해하고, 어른이 되어서도 어릴 적 악몽을 기억하는 사람이 많기 때문이다. 의외로 이런 '꿈' 때문에 병원을 찾는 아이들도 있다.

얼마 전이었다. 두 아이가 잠을 잘 자지 못해 내원하였다. 최근 있었던 일들을 들어 보니 자동차 접촉사고를 경험한 후였다. 다행히 큰 사고는 아니었지만 상대방 운전자와 싸움이 있었다고 했다. 상대방 운전자가 뒤에 있는 아이들을 아랑곳하지 않고 엄마의 운전을 문제삼으며 갖은 욕설을 퍼부은 것이다. 아이들은 사고로 놀란 것도 모자라 그 모습을 처음부터 끝까지 보게 되었다.

상황이 정리되고 병원에서도 검사상 특별한 이상이 없어 한시름 놓았는데 문제는 잠이었다. 이전에 잠을 잘 자던 아이들이 소리를 지르며 깨고 잠꼬대를 했다. 아침에 일어나서는 무서운 꿈을 꾸었다고 꿈 이야기도 했다. 며칠 지나면 증상이 없어질 것으로 생각되어 대수롭지 않게 생각하다가 증상이 없어지지 않자 아이를 데리고 내원하였다

악몽은 3~6세 사이 어린이에서 가장 흔하지만 성인들도 2~8% 정도 악몽을 꾸는 것으로 알려져 있다. 대부분 짧게 끝나지만 아이의 상황에 따라 수 분 이어지기도 한다. 이는 주로 수면 후반부에 나타난다. 악몽을 꾸는 아이들은 꿈을 생생하게 기억하기 때문에 다시 잠자리에 눕기를 두려워하기도 한다.

한편 야경증(night terror)이 있는 아이는 잠이 들고 얼마 지나지 않아 울면서 크게 소리를 지른다. 보통 부모는 아이를 부르면서 무슨 일이냐고 흔들어 깨우지만 아이는 진정이 되지 않는다. 아이는 부모도

알아보지 못하고 계속 울며 소리지르다가 30~40분이 넘어서야 겨우 잠이 든다. 다음날 아침에 자면서 어떤 일이 있었는지 물어봐도 기억을 하지 못 한다. 심한 날은 하루에도 몇 번씩 깨는 증상을 반복하는 바람에 부모도 잠을 자지 못 한다. 이로 인한 피로로 다음날 일상생활에 지장이 생길 정도가 된다.

소아의 6.5%, 성인에서도 2.2%가 한 번 이상 야경증을 경험한다고 한다. 악몽과는 달리 야경증은 주로 수면 초반부에 나타난다. 좀 더 깊은 잠을 자는 비렘수면 상태에서 나타나기 때문에 부모를 알아보지도 못하고 깨기가 어렵다. 그리고 아이는 아침에 일어나 밤에 있었던 일을 기억하지 못 한다.

악몽과 야경증은 대개 스트레스와 관련 있다. 이는 불안이나 두려움과 같은 부정적 감정으로 인한 것들이다. 그래서 아이들이 어떤 스트레스를 받고 있는지 살펴보아야 한다. 앞의 예처럼 스트레스 상황이 명확한 경우도 있지만 특별한 원인을 발견하기 힘든 경우도 있다. 이럴 때 부모들은 아이가 스트레스 없이 즐겁게 생활하고 있는데도 아이가 자는 동안 소리를 지르며 깬다고 호소한다. 하지만 아이들의 발달 과정을 본다면, 아이는 받고 있지만 부모들은 놓치기 쉬운 스트레스가 있다는 것을 알 수 있다.

3~4세 아이들이 받는 스트레스 중 대표적인 것은 잠을 자는 것

자체다. 아이 입장에서 본다면 잠은 부모와 떨어지는 것이기 때문에 두려움이고 불안이다. 그래서 무서워하고 잠자리에 들려고 하지 않는다. 이런 아이들에게 잠은 꿈나라에 잠시 여행 갔다가 눈을 뜨면 다시 부모와 만나는 것이라고 설명해 주어야 한다. 부모와 영영 이별하는 것이 아니라고 안심시켜 주는 것이다. 또 이 연령대 아이들의 20%는 어떤 형태로든 깨기 때문에 다시 잠이 들 수 있도록 불안을 줄일 수 있는 물건을 주는 것도 괜찮다. 노리개 젖꼭지, 좋아하는 담요나 인형과 같은 것은 아이의 마음을 안정시켜 줄 수 있다. 이런 사물은 아이가 깼을 때 안심하고 다시 잠이 들 수 있도록 도와 아이 수면의 질을 높여 준다.

이 시기 아이들이 받기 쉬운 또 다른 스트레스는 대소변 가리기이다. 강압적으로 하지 않는다고 하더라도 훈련으로 인한 스트레스가 발생한다. 잘 가리려고 하나 아직 미숙하기 때문에 실수가 많다. 이때 아이들은 좌절감을 느낀다. 몸에서 대소변이 떨어져 나가는 것만으로도 내 몸에서 무엇인가 분리되는 것이기 때문에 아이를 불안하게 만든다. 이런 아이들의 스트레스를 줄여주기 위해서는 실수를 했을 때 아이의 마음을 이해해 주어야 한다. 부모는 하루에도 몇 번씩 속옷을 갈아 입히고 아이를 씻겨야 하기 때문에 힘들 수 있으나 싫은 내색을 해서는 안 된다. 표정과 말투도 부드럽게 해야 한다. 우리 아이 발달이 좀 뒤쳐지는 것 아닌가 하는 염려는 말로 하지 않아도 아이에게 전달될 수 있다. 누구나 겪는 과정이니 자연스럽게 여기는 느긋함이 필요하다. 이처럼 아이들의 발달 과정에서 겪을 수 있는 스트레스를 미리 알고 대비를 한다면 증상을 줄일 수 있다.

아이가 악몽과 야경증을 보일 때는 어떻게 대처해야 할까? 잠을 자고 있던 아이가 갑자기 소리를 지른다면 일단 부모는 안아주거나 깨우려고 한다. 하지만 이런 행동이 오히려 아이에게는 공포를 더하거나 혼란을 줄 수 있다. 아이가 소리지르는 것을 보는 것이 안타깝고 당황스럽겠지만 위험이 될 만한 것을 치우면서 기다려야 한다. 증상이 약간 잦아드는 것처럼 보일 때 안심시키면서 부드럽게 안아준다. 아이에게 자주 증상이 나타난다면 이층 침대에서 재우는 것은 피하고, 가구 모서리에는 안전장치를 해주어야 한다.

알고 보면 악몽과 야경증 모두 심각한 질환은 아니다. 대개 아이가 커 나가면서 없어진다. 다른 정신 질환으로 발전하는 것도 아니다. 하지만 이런 증상을 방치할 경우 수면 부족으로 인해 신체적 성장과 정신적인 발달에 영향을 줄 수 있으므로 무시를 해서도 안 된다. 부모의 일상생활에도 영향을 주기 때문에 반드시 치료해 주어야 한다. 중이염이나 축농증, 코골이, 비염 등과 같이 숙면을 방해하는 질환과 관련되어 발생하는 것이라면 전문의와 상담해 이런 것을 먼저 치료해 주어야 한다. 질병이 아닌 대부분의 경우는 스트레스를 줄여주고 수면 리듬만 회복할 수 있도록 도와주면 해결된다. 작은 보살핌만으로도 아이와 부모 모두 편안한 잠을 잘 수 있다.

*** 닥터훈 솔루션**

교통사고 후 악몽을 꾸던 아이들, 어떻게 치료했나요?

긴장되어 있는 근육을 이완시키고 몸의 순환을 돕기 위해 팔과 다리, 복부, 머리에 침과 부항 치료를 하고 한약을 복용하도록 하였다. 그리고 아이들이 잠자리에 드는 시간이 늦은 편이어서 조금 앞당겨 자도록 조언 하였다. 오래지 않아 연락을 받았는데, 치료한지 일주일도 지나지 않아 악몽이 없어졌다고 하였다. 이렇게 증상이 좋아지자 아이들은 즉시 내원을 멈추었는데, 문제는 다시 그 증상이 생긴 것이다. 일주일 정도 치료를 한 후에야 아이들이 안정을 되찾았다. 이처럼 증상이 좋아져도 치료를 좀 더 하면서 상태를 관찰하는 것이 좋다.

Smart 1·2·3

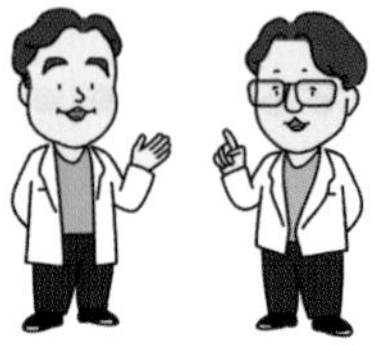

스마트폰 없이 어떻게 살았을까? 이제는 이전의 세상을 상상할 수도 없다. 한 조사에 따르면 우리나라에서 스마트폰을 사용하고 있는 사람은 10명당 9명 꼴로 세계 1위이다. 게다가 가장 많이 사용하는 연령대인 18~34세의 사용 비율과 가장 적게 사용하는 50대 이후 사용 비율의 차가 가장 적어 전 연령대가 고르게 스마트폰을 많이 이용하고 있음을 알 수 있다. 남녀노소 누구에게나 스마트폰은 생활 깊숙이 자리 잡고 있다.

아이들도 마찬가지다. 게임과 동영상을 보느라 스마트폰을 들고 있는 시간이 점점 늘어나고 있다. 사용 시간이 길어짐에 따라 문제점도 많아진다. 일례로 스마트폰을 보게 되면 자연스레 목이 가슴보다 앞으로 과도하게 나오는 거북목 자세가 된다. 그래서 이유 없이 목과 어깨 결림이 나타나고 두통이나 안구건조증도 유발된다. 스마트폰 사용 시간이 길어질수록 총 수면 시간이 줄어들고, 수면의 질도 떨어진다. 이런 문제들 때문에 부모는 어떻게든 자녀에게서 스마트폰을 빼앗으려고 하고, 자녀들은 빼앗기지 않으려고 하면서 매일 신경전을 치른다. 스마트폰은 잠에 어떤 영향을 미칠까? 잠에 미치는 영향은 크게 두 가지로 나눌 수 있다.

첫 번째는 스마트폰에서 나오는 블루라이트(청색광)이다. 잠을 잘 자기 위해서는 주변이 컴컴해야 해야 하는데, 블루라이트는 뇌로 하여금 밤인데도 불구하고 낮으로 착각하게 만든다. 그래서 잠과 관련된 호르몬 분비를 교란시켜 잠을 유도하는 멜라토닌 호르몬 양이 줄어들게 된다. 결과적으로 잠들기까지 시간이 길어지거나 중간에 잠이 깨면서 수면의 질이 떨어진다.

두 번째는 시시각각으로 변하는 영상으로 인해 뇌는 더욱 흥분하고, 뇌파는 불안정해 진다. 잠이 들기 위해서 뇌파는 점점 느려져야 하는데, 스마트폰의 시각적, 청각적인 자극은 오히려 뇌를 활성화시킨다. 뇌가 흥분하게 되면 수면 리듬에도 문제를 일으킨다. 그래서 스마트폰은 수면에 문제를 일으키는 직접적인 원인이 되고, 수면으로 인한 여러 가지 문제, 즉 비만, 성장장애, 면역력, 불안, 우울 등의 간접 원인이 된다고 할 수 있다.

아이의 수면과 성장을 위해서는 스마트폰을 멀리해야 한다. 스마트폰에 노출되는 시간을 줄이기 위해서는 1·2·3 숫자를 기억하고 실천해 보자.

1은 하루 사용 시간이다. 하루에 스마트폰 사용 시간을 1시간 이내로 하자. 스마트폰을 포함해서 텔레비전이나 컴퓨터에 노출되는 시간이 많은 아이들은 운동 발달이 늦어진다. 어린 나이에는 시각이나 청각뿐만 아니라 오감의 자극이 중요한데, 스마트폰을 오래 보게 되면 다양한 자극을 받을 수 있는 기회를 잃게 된다. 미취학 아이들의 평균 적정 수면 시간이 12시간 이상임을 감안한다면, 부모가 스마트폰을 1시간만 사용하도록 허용해도 아이는 깨어있는 시간의 약 1/10을 다양한 자극 없이 방치되는 꼴이 된다. 뿐만 아니라 스마트폰 사용 시간이 늘면 수면시간도 줄어든다.

2는 스마트폰에 처음으로 노출되는 나이다. 만 2세 이전에는 스마트폰을 주지 말고, 2세 이후에도 최대한 노출 시기를 늦추는 것이 좋다. 부득이하게 스마트폰을 보여 준다면 양질의 영상만을 최소 시간으로 볼 수 있도록 도와주어야 한다. 2세 이후가 되면 뇌에서 감정과 관련이 있는 변연계(Limbic system)라는 부분이 발달하면서 다른 사람과 의사 소통하고 감정 교류가 활발히 일어나게 된다. 하지만 스마트폰의 영상은 이를 방해한다. 2세 이전의 노출은 화면 속 강한 자극에만 반응하고, 반대로 다른 사람의 감정이나 현실 상황에서는 무

감각해 지면서 상상력과 집중력이 떨어지는 팝콘브레인(Popcorn brain) 위험성을 높인다. 한 조사에 따르면 2세 이전에 스마트폰을 처음 접하는 아이가 60%를 넘고, 90%가 넘는 영상이 양질의 컨텐츠가 아닌 자극적인 유튜브 영상이라고 한다. 이는 우리나라 아이들의 스마트폰 노출이 얼마나 심각한지 말해주고 있다.

아이들에게 좋은 영상 컨텐츠를 보여 주면 말도 배울 수 있고 교육적이라 괜찮다고 생각하는 부모도 있다. 하지만 이는 잘못된 생각이다. 언어는 단지 말이 아니라 다른 사람과 소통하고 공감하는 것이다. 주위 사람들이 말을 걸고, 이에 대해 아이가 반복적으로 반응하면서 언어가 발달한다. 스마트폰 영상은 일방적인 자극으로 쌍방간의 소통을 방해하기 때문에 오히려 언어 발달에 좋지 않은 영향을 미친다. 스마트폰 세계에 빠지지 않고 현실 세상과 소통하면서 공감하는 아이가 행복하다. 미국 소아과 학회에서도 2세 이전에는 스마트폰이나 텔레비전, 컴퓨터를 보지 않도록 하고, 2~5세 아이들의 경우 하루 사용 시간을 1시간 이내로 할 것을 권고하고 있다.

3은 자기 전 스마트폰을 금지해야 하는 시간이다. 잠자기 3시간 전에 스마트폰 사용을 마치고, 이후에는 사용하지 않도록 하자. 잠자리에 들기 전 스마트폰을 사용하는 시간도 수면의 질과 관련이 있다. 영국의 6~19세 소아 청소년을 대상으로 한 연구에서 잠들기 1시간 반 전에 스마트폰을 사용하는 아이들이 수면 문제가 있을 확률이 2배 높다고 발표하였다. 더 어린 연령의 경우는 수면 습관을 들이기 위해 저녁 식사 후 목욕, 책 읽기 등으로 루틴을 만들어 주는 것이 좋다. 그렇기 때문에 9시에 잠이 드는 것을 목표로 잠들기 3시간 전부터는 스마트폰을 사용하지 못 하도록 원칙을 정하는 것이 좋다.

아이를 키우다 보면 원칙을 지키기 힘든 다양한 상황과 이유가 생긴다. 오랜만에 외식을 나왔거나 친구를 만났을 때 보채지 않게 하려고 스마트폰을 주거나, 가족 모임에 정신이 없는 사이 다른 형이나 누나와 동영상을 같이 보는 것을 제재하지 못할 때도 있다. 그러나 공공장소에서 스마트폰으로 아이들을 조용하게 만드는 것은 공공 예절을 가르치는 것이 아니다. 오히려 이럴 때마다 부모가 쉽게 스마트폰을 허용하면 아이는 그 상황을 이용한다. 아이는 조금만 보채면 부모로부터 스마트폰을 받을 수 있다는 것을 알게 되기 때문이다. 특별한 상황이 스마트폰을 사용할 수 있는 핑겟거리가 되어서는 안 된다.

아이와 스마트폰 사용에 대한 원칙을 같이 세우고 어떤 경우에서든 지키도록 하는 노력이 중요하다. 그리고 할아버지, 할머니께도 말씀드리고 같이 지키도록 도움을 청해야 한다. 아이는 상황에 따라 심심함이나 지루함을 느끼기도 하고 짜증을 낼 수도 있지만, 스마트폰 없이도 이런 감정을 이겨낼 수 있도록 돕는 것도 부모가 해야 할 일이다. 사실, 창의적인 생각은 심심할 때 나온다. 이때 스마트폰을 사용하게 용인하는 것은 아이가 느끼는 감정에 대해 스스로 이겨나가는 연습을 빼앗아 버리게 된다.

스마트폰 노출을 최대한 줄이는 것은 충분한 잠과 건강, 그리고 적절한 발달을 위해 꼭 필요하다. 스마트폰 때문에 걱정이 되는 부모라면 미리 준비를 하자. 외출할 때는 아이가 관심 있어 하는 책이나 장난감, 좋아하는 과자를 준비하고, 부부가 홀로 아이를 돌보기 힘들다면 잠시 아이를 맡아 주거나 도움을 요청할 다른 가족을 생각해 두자. 밖에서 할 수 있는 놀이를 통해 관심을 돌리는 방법도 좋다. 1·2·3 원칙이 지켜지도록 처음에 조금만 시간과 노력을 투자한다면 아이는 습관이 생겨 이후에도 스마트폰 없이 잘 놀 수 있다.

멜라토닌 : 잠을 유도하는 호르몬. 밤에 왕성히 분비되고, 해가 뜨면 분비가 줄어든다.

변연계(Limbic system) : 변연계는 뇌의 대뇌피질과 시상하부 사이의 경계에 위치한 부위로 감정, 행동, 동기 부여, 기억, 후각 등 여러 기능을 담당한다. 'Limbic'은 라틴어로 경계, 가장자리를 뜻하는 'Limbus'에서 유래하였다.

팝콘브레인(Popcorn brain) : 디지털 기기 화면 속 강한 자극에만 반응하는 뇌를 말한다. 점점 더 자극적인 것이 필요하면서 현실에서의 감정이나 타인과의 소통과 같은 느린 자극에는 무뎌진다.

*** Smart 1·2·3 실천 팁**

스마트폰을 '스마트'하게 사용하기 위해선 아이와 대화를 통해 해야 할 것들을 정하고 일관되게 지키는 것이 중요하다. 아이와 시도해 볼 수 있는 몇 가지 실천 방법을 소개한다.

1. 칭찬 스티커 : 아이가 약속한 시간 동안만 스마트폰을 사용하였다면 칭찬 스티커를 붙여 주자. 일정한 스티커가 모이면 적절한 보상을 하는 방법도 좋다. 보상은 부모가 지킬 수 있는 선에서 아이와 상의해서 정하자.

2. 스마트폰 사용권 만들기 : 하루에 실천해야 할 목록과 스마트폰 사용 시간을 연계하는 방법도 좋다. 실천 항목을 정하고 이를 실천했을 때 스마트폰 사용 시간을 함께 표시해 둔다. 이 목록에는 아이가 꼭 했으면 하는 것들이 포함된다. 정해진 시간 동안 책 읽기, 동생과 놀아 주기, 신발 정리하기 등이다. 잠자리에 들기 전 아이와 함께 하루 동안 실천 여부를 점검하고, 스마트폰 사용권을 만들어 주자.

3. 알람 : 스마트폰 사용시간은 꼭 지켜야 한다. 어린 아이들의 경우 아직 시계를 보지 못하므로 알람으로 사용시간을 알려준다. 알람은 시간을 두고 2번 이상 울리도록 세팅한다. 정해진 시간보다 5분 먼저 알람이 울리도록 하고 아이에게 5분 남았음을 알려 주자. 알람이 울렸을 때 한창 보던 동영상 등을 바로 중단하도록 하기 힘들기 때문이다.

4. 스마트폰 타임아웃 : 잠자기 3시간 전에 알람을 맞춰 이 시간 이후로는 스마트폰 사용을 하지 않도록 알린다. 이때부터 잠자리에 들기 위한 루틴이 시작된다. 저녁 식사하기, 놀았던 장난감 정리하기, 씻기, 책 읽기 등 정해진 시간에 일정하게 반복하면 숙면에도 도움이 된다.

5. 부모와 함께 실천하기 : 이 모든 것은 부모와 함께 실천해야 한다. 아이가 스마트폰을 사용하지 않기를 바라면서 부모가 스마트폰에 빠져 있으면 안 된다. 잠자기 3시간 전에 알람이 울리면 외부 통화나 카톡 등 SNS도 하지 않는다. 이를 통해 아이에게 부모도 함께 실천하고 있음을 보여주면서, 개인의 시간이 소중하다는 것을 자연스럽게 알려줄 수 있다.

육아 건강 리듬 체질

2부

성장

성장 리듬을 타는 육아

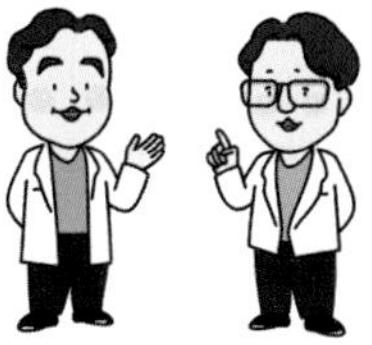

밤잠을 잘 자는 아이가 되었다면 낮에도 잘 놀게 된다. 이제 하루 리듬을 제대로 타게 되었다. 이러한 하루가 모여 한 달이 되고, 또 1년이 되고, 다시 10년까지 이어진다. 건강하게 잘 자라기 위한 기본을 비로소 갖춘 셈이다. 그런데 아이들이 타야 할 또 하나의 리듬이 있다.

발달 리듬이다. 아이는 항상 성장, 발달하면서 자라나는 존재이다. 그래서, 태어난 지 한 달 되는 아이와 백일 된 아이, 6개월이 된 아이, 돌을 지나는 아이, 2살이 된 아이, 3살짜리 아이의 하루를 살펴보면 모두 다르다. 잠자는 시간과 낮잠의 횟수, 움직이는 정도는 물론이고 먹는 것, 좋아하는 놀이, 의사 표현의 방법 등등이 같지 않다. 몸을 가누고 움직이고, 음식물을 먹고 소화시키고, 감정을 표현하며 의사소통하고, 이유를 물으며 생각하는 다양한 기능들이 한꺼번에 발달하지 않기 때문이다. 시기에 따라 주로 발달하는 기능과 순서를 가지고 있다. 이러한 발달 시기와 순서를 알고 있다면 아이들을 키우는 데 큰 도움이 된다.

성장발달 리듬을 탄다는 것은 그 시기에 발달하는 기능을 도와주는 것이다. 필요할 때에 필요한 것을 주면 최대 효과를 발휘할 수 있는 효율적인 육아를 할 수 있다. 바다에서 카약을 저어 본 경험이 있는 사람들은 잘 알 것이다. 썰물의 시기에는 노를 저어 아무리 해변으로 돌아오려고 애를 써도 들어오기 힘들다. 밀물이 들 때까지 기다려 돌아오는 것이 현명하다. 썰물 때에는 육지에서 먼 곳으로 노를 젓고, 좀 놀다가 밀물이 들 때 육지로 들어오는 것이 파도를 잘 타는 것이다.

생후 6개월짜리 아이의 예를 들어보자. 이 시기는 뒤집기 단계를 지나 기어 다니는 연습을 하는 때이다. 그래서 아이를 바닥에 내려놓고 스스로 움직이는 기회를 주는 것이 이 시기의 발달 리듬을 타게 해 주는 것이다. 또한 이유식을 시작하는 때이기도 하다. 아직은 소화기가 연약해서 예비 연습을 시키는 의미의 이유식으로 충분하다. 많이 먹이려고 애를 쓰는 것은 아직 채 발달이 안된 위와 장을 고생시키는 것이다. 현명한 엄마라면 소화기가 발달하는 돌 이후까지 기다렸다가 먹거리에 집중할 것이다. 발달의 리듬을 잘 관찰한다면 집중할 것과 잠시 미룰 것을 결정하고 지금 해야 할 것을 할 수 있다.

이러한 성장발달의 맥을 알고 그 리듬을 타는 육아를 하면 '여유'라는 선물도 생긴다. 앞으로 가야 할 길을 알기에 초조해하지 않고 기다려 줄 수 있다. 지금은 안되고 힘들지만, 결국 아이가 커 가면서 시간이 해결해 주는 것들이 더 많다는 것을 알게 되면서 조급증이 덜 생긴다.

어린이집을 보낼 때 대부분의 아이들은 힘들어한다. 처음 사회생활을 하는 것이니 힘든 것은 당연하다. 한두 살 정도의 아이라면 콧물을 달고 산다. 아이들의 코, 기관지, 폐로 이어지는 호흡기가 만 4살은 되어야 어른 수준으로 발달하기 때문이다. 아직 감기를 이겨낼 힘이 없는 몸으로 어린이집을 다녀야 함에 따른 당연한 결과이다. 아직 4살 이전의 아이라면 감기를 달고 있는 것을 어느 정도 감수하고 받아들이는 것이 현명하다. 면역력을 키우면서 감기를 수월하게 넘어가는 것을 목표 삼는 것이면 된다. 5살 정도가 되면 자연스레 감기는 떨어져 간다. 감기 없이 지내는 맑은 날이 오게 된다. 5살 이후에 달고 있는 콧물은 치료의 대상이나, 어린이집을 다니고 있는 2살짜리 아이가 달고 있는 감기는 견디고 넘어가야 하는 것이 많다.

아이들의 기능 발달 순서에 따라 이름을 지어 보았다. 출생 후 돌까지는 움직이는 기능, 운동신경계 위주로 발달하는 시기여서 [꼬물이]라고 했다. 꼬물거리게 해주어야 하는 시기이다. 돌에서 2살까지는 먹는 기능인 소화기의 발달이 주로 이루어지는 시기이므로 [오물이]라고 했다. 좋은 음식을 챙기고 즐겁게 먹는 습관을 만들어 오물거리게 해 주어야 할 시기이다. 2살에서 4살까지는 서로 의사 전달하고 감정 교류를 하는 소통 기능이 발달하는 시기이다. 기분 좋은 소통을 하자고 [방글이]라고 했다. "사랑해"라는 진심어린 표현을 많이 하고 감성을 배려하면서 방글거리게 해 주어야 할 시기이다. 4살에서 5살까지는 비로소 어른 수준의 호흡기가 만들어지면서 감기가 떨어지는 시기이므로 [튼실이]라고 했다. 드디어 감기의 굴레에서 벗어날 수 있는 시기이다. 5살에서 7살까지는 배우고 익히는 학습 기능, 인지 기능이 발달하는 시기이다. [똘똘이]라 했다. 공부를 시키면서 현명한 아이로 클 수 있게 도와줄 수 있는 시기이다.

아이는 관리되어야 하는 존재가 아니라,
부모의 기쁨이어야 하고 소중하게 여겨져야 하는 존재이다.

대니얼J. 시걸

part 1

꼬물이

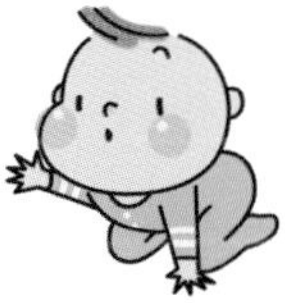

- 꼬물이
- 피부 골칫거리, 태열
- 아이도 엄마도 운다. 영아산통
- 누구나 아는 감기, 아무도 모르는 감기
- 떼쓰고 보채는 아이 일관성이 보약

꼬물이

0~1세

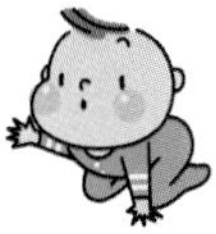

태어나서 돌까지, 즉 한 살까지의 아이는 '꼬물이'이다. 항상 움직이며 이 짧은 일년이라는 기간 동안 수차례의 기적을 보여준다. 태어나 목도 가누지 못하던 아이가, 어느 순간 뒤집고, 기고, 앉고, 서고, 걷게 된다. 아이를 키우는 동안 부모들에게 가장 많은 감동과 놀라움, 그리고 기쁨을 주는 시기이다. 이때는 몸의 여러 기능들이 고루 발달하지만, 그중 운동 신경계의 발달이 두드러진다. 이 시기에는 운동기능 발달에 도움을 주는 육아가 필요하다.

[출생~2개월] - 태열편

아이가 처음으로 세상에 태어나는 순간을 떠올려 보자. 힘찬 울음소리로 자신의 존재를 알리고, 첫 호흡을 시작한다. 그리고 잠이 든다. 좀 지나서 잠깐 눈을 뜨고 조금 먹고는 또 잠이 든다. 이러한 생활이 2달 정도까지 이어진다. 마치 엄마 뱃속에 더 있어야 하는데 성급하게 미리 나온 것처럼, 거의 하루종일 잠만 잔다. 예로부터 '삼칠일'이라 하며, 태어나서 21일 정도는 다른 사람들이 집을 방문하지 못 하도록 대문에 새끼줄을 걸었다. 아마도 아이가 일상에 뛰어들기 전에 한 번 더 준비할 수 있는 기간을 주는 듯하다.

태어난 후 두 달 정도는 엄마 뱃속과 비슷한 환경을 만들어 잠을 잘 잘 수 있도록 해야 한다. 너무 밝거나 시끄럽지 않게 해주는 것이 좋다. 아이가 잠만 자는 이 시기에 엄마는 산후조리를 한다. 이때 아이를 돌봐주는 사람에게 아이가 잘 자도록 신경 써 달라고 부탁하는 것이 좋다. 자다가 잠깐 일어나서 먹을 때는 속이 불편하지 않도록 모자란 듯 먹여주어야 한다. 따뜻하게 몸조리를 해야 하는 엄마와 달리, 아이는 시원하게 해 주어야 잘 잔다는 것도 기억해 두자.

아이는 신진대사가 왕성하여 분비물이 많다. 그러므로 분비물이 잘 배출될 수 있도록 해 주어야 하며 보습 관리는 가볍게 해주자. 반대로 두텁게 하면 피부에 장벽을 만들어 분비물 배출을 막는다. 피부가 매끈한 아이라면 굳이 보습도 필요 없다. 미스트, 로션, 크림, 오일의 순으로 보습의 강도가 두터워지는데 그래도 하고 싶으면 미스트나 로션으로 충분하다. 이 시기에 피부 문제로 한의원을 찾는 아이 대부분은 '태열'인 경우가 많다.

[3개월~4개월] - 영아산통편

생후 2개월 후면, 드디어 꼬물거리며 세상에 대한 적응을 시작한다. 그 시작은 목을 가누는 것부터다. 비로소 운동 발달을 도와주는 육아를 시작할 때가 되었다. 이때는 스스로 움직일 수 있는 기회를 주어야 한다. 하루 중 컨디션이 가장 좋을 때, 바닥에 내려놓는 것부터 시작하자. 엎드리게 해주면 된다. 아이는 머리를 어찌하지 못하고 끙끙댈 것이다. 처음에는 10초도 좋고, 30초도 좋다. 너무 힘들어 보여서 걱정도 되지만, 한 번 두 번 시도를 해보면 의외로 바닥에 적응하는 것을 금방 볼 수 있다. 처음에는 바닥에 엎드려 한쪽 방향으로만 고개를 돌리는데 본인에게 더 편한 방향이 있는 듯하다. 이러한 아이에게 억지로 반대쪽으로 고개를 돌려 놓으려는 시도는 하지 않는 것이 좋다. 한쪽이 편해지면 바로 반대편 움직임이 따라온다. 오른손잡이와 왼손잡이도 타고난 경향성이다. 왜라는 이유는 없다. 그냥 편한 것이다.

아이들의 심리적 성향도 마찬가지이다. 자기가 편한 타고난 성향이 있으므로 억지로 부모가 개입해서 다른 성향으로 유도하지 말자. 한쪽으로 고개 움직임이 잘 되면 반대쪽 움직임이 따라오듯, 자기가 편하게 타고난 성향을 충분히 발달시키고 나면 다른 성향도 나중에 따라서 발달하게 된다.

아직 고개를 잘 가누지 못하는 아이를 볼 때 불안한 마음이 들기도 한다. 돌아갈 듯 말 듯, 끙끙대다 잠깐 쉬고, 다시 시도하고… 며칠 반복해 시도하다 어느 순간 목을 가누고 양방향 모두 돌릴 수 있게 된다. 이제 엎드려 놓아도 안심이 되며 목을 잘 가누게 된다. '목 가누기 미션'이 클리어 되었다. 운동 능력이 한 단계 업그레이드된 것이다. 운동기능이라는 것은 신기하다. 안되던 움직임이더라도 한 번 익히면 잊혀지지 않고 몸에 즉시 체득이 된다. 이제는 바닥에서 힘들어하지 않고 놀고 있다. 때로는 그냥 바닥에서 놀다가 스스로 잠이 들기도 한다. 이 시기에는 인생목표가 '잘 움직이는 것'으로 아주 단순하다. 그다음 미션은 '뒤집기'이다.

처음 뒤집기를 하는 순간, 자기도 어리둥절해 하는 아이의 눈빛은 정말 인상적이다. 어찌어찌하다 보니 휙 하고 몸이 돌아가는데, 뒤집은 아이도 얼떨떨한지 이 상황에 당황한다. 엄마와 잠깐 마주치는 눈길에서 '이건 뭐지?' 하는 어색함이 서로 교차한다. 재미있는 것은 처음 뒤집기를 하고 나서, 두 번째 뒤집기를 다시 하기까지는 생각보다 한참의 시간이 걸린다는 것이다. 아깐 되었는데 지금은 안된다. 맞다, 얼떨결에 한번 뒤집어졌던 것이다. 다시 뒤집는 연습을 하기 시작한다. 자유자재로 제대로 된 뒤집기가 가능해지면, 바로 연속적인 뒤집기, 즉 '구르기'가 시작된다. 보통 태어나서 4개월 전후의 일이다.

이 시기에 들어서며 아이의 활동량이 늘게 된다. 낮에 피곤하게 놀고, 밤에는 자면서 푹 쉬는 하루의 리듬이 생기기 시작한다.(하루의 리듬은 1부 참고) 생후 4개월 무렵부터 저녁에 먹으면 아침까지 먹지 않고도 견딜 수 있게 되어 야간 수유도 자연스럽게 없어진다. 이 시기 하루 리듬에 적응 못 한 아이들이 가끔 밤에 보채고 잠을 못 잔다면서 내원한다. 밤에 잠을 못 자고 보채는 것을 '야제(夜啼)'라고 한다.

[5개월~6개월] - 감기편

뒤집기와 구르기를 하면서 다리를 많이 사용하며, 다리로 밀고 팔로 방향타를 삼는 동작인 '배밀이'로 이어진다. 보통 5~6개월쯤의 일이다. 이제부터는 아이의 활동 범위가 획기적으로 늘어나며 온 집 안을 탐험할 수 있다. 그러면서 주변 상황을 인식하는 방식도 다양해진다. 전에는 누운 채 들려오는 소리를 듣고, 보이는 것만 희미하게 보다가, 이제는 직접 가서 만져 보고, 궁금한 것은 입으로 가져가서 무엇인지 확인한다. 운동 발달이 순차적으로 이루어지면서 보고 느끼고 생각하는 범위가 넓어지게 된다.

부모가 방심하는 사이 아이가 방바닥에 굴러다니는 무언가를 먹고 응급실을 찾는 경우도 있기 때문에 청소에 더 신경을 써야 한다. 특히 방바닥에 아이가 입으로 가져가서 문제가 생길만한 것들이 없도록 해야 한다. 순간 오물거리다가 목으로 넘어가기 쉬운 크기의 장난감이나 플라스틱류는 아이들의 사냥감이 되기 딱 좋다. 또 아주

작은 비닐이라도 아차 하는 순간 입으로 들어가면 기도를 막을 수 있다.

내 둘째 아들도 7개월쯤, 갑자기 숨을 못 쉬며 온몸이 파래지면서 의식을 잃을 뻔한 적이 있다. 아마 20~30초 정도 숨을 못 쉬었던 것 같다. 마침 내가 발견하고 몸을 거꾸로 잡고, 등을 세게 두드리면서 응급조치를 했다. 얼굴이 하얘진 아이가 컥컥거리더니 침과 함께 무언가를 토해냈다. 그때 아이가 뱉어내는 것을 보고, 난 입이 다물어지지 않았다. 빨대를 싸고 있었던 작은 비닐의 정말 조그마한 가장자리 조각이었다. 이것이 입으로 들어가서, 뚜껑과 같은 역할을 하며 기도를 막아버린 것이다. 만약 그때 아빠인 내가 옆에 없었다면 어떻게 되었을지? 지금 생각해도 끔찍하다.

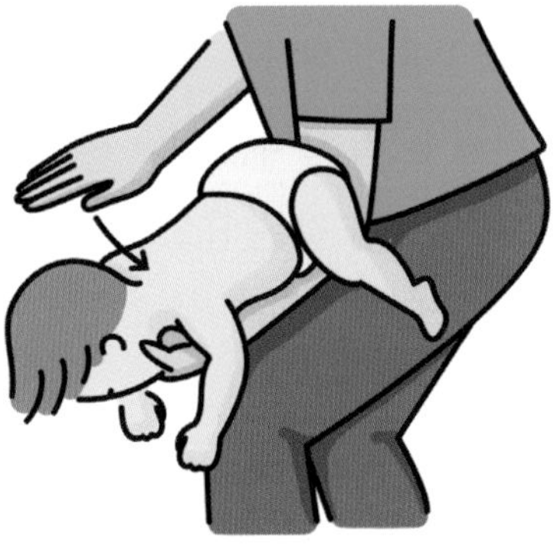

이는 누구에게나 있을 수 있는 일이다. 참고로 옆의 그림은 아이가 이물질을 삼켜서 기도가 막혔을 때 처치하는 방법이다. 만약 그런 상황이 온다면 경황은 없겠지만 이 그림 정도만 기억해 두면 응급처치는 할 수 있을 것이다. 아이가 갑자기 숨쉬기 힘들어하고 손발이 파래지는 모습을 보이면 기도가 막혔을 가능성이 높다는 것을 알아두자.

또 첫 이가 나는 시기이기도 하다. 보통은 앞니 2개가 먼저 나와 토끼같이 귀여운 모습을 보인다. 이가 나면서 이유식도 시작하게 된다. 열정으로 충만한 엄마들은 정말 열심히 레시피를 찾아 아이들에게 좋다는 이유식을 만들지만 투자한 시간대비 효율은 떨어진다. 2~3시간 걸려 한 그릇의 이유식을 만들었는데, 아이는 기껏 두세 숟가락 밖에 안 먹는다. 이 시기의 이유식은 배부르게 먹인다기 보다는 다양한 맛의 경험을 만들어 주는 정도로 만족하자. 이유식을 정성껏 만들지 못했다고 미안해하지 않아도 된다. 아이 몸은 아직 다양한 음식을 받아먹을 준비가 되어 있지 않다. 위와 장을 포함하는 소화기는 돌 이후에 발달하게 되므로 음식에 대한 열정은 아이 몸에서 받아먹을 준비가 된 이후로 미루자. 지금 이 시기에는 같이 뒹굴면서 운동 발달을 도와주는 놀이에 더 신경을 써주자.

생후 5~6개월 정도가 되면, 첫 번째 감기를 경험하게 된다. 엄마에게서 받은 면역력이 역할을 다했기 때문이다. 감기는 콧물이나 기침의 증상으로 시작되는 것이 일반적이지만, 때에 따라서는 고열이 나거나, 목이 붓거나 귀가 부어 잠을 못 자기도 하면서 부모를 걱정시킨다. 재채기, 콧물, 기침, 열과 같은 감기의 여러가지 증상들은 우리 몸이 밖에서 들어온 바이러스에 대항하여 싸우는 과정에서 나타나는 반응이다. 아이가 감기에 걸렸을 때는 스스로 견디고 이겨내는 첫 경험을 잘 할 수 있게 해 주는 것이 중요하다. 이 시기부터 감기로 한의원을 찾는 아이들이 제법 보이기 시작한다. '지피지기면 백전백

승'이라고 했다. 감기가 무엇인지 정확히 아는 것이 도움이 된다.

[7개월~8개월] - 떼, 보챔편

배밀이와 무릎기기 단계를 지나, 7~8개월쯤 되면 아이는 스스로 앉을 수 있게 된다. 몸을 바로 세울 수 있어서 시야가 확보된다. 이에 따라 더 멀리 볼 수 있고 듣는 것도 더 세밀해진다. 주변 사람들을 더 잘 볼 수 있고, 자신의 행동에 대한 주위 반응도 어느 정도 알아채기 시작하며 옹알이도 제법 한다. 엄마 아빠의 감정 변화를 느끼게 되면서 '떼쟁이'들이 나타난다. 이 시기에는 떼쓰는 아이에 대한 교육을 시작해야 한다. 떼를 쓰면서 울고 보챌 때 받아주지 말아야 한다는 것은 누구나 머리로는 알고 있다. 그러나 막상 눈앞에서 떼쓰고 있는 아이를 보면 마음이 약해져서 받아줄 수 밖에 없다. 어느 순간 품에 안고, 아이가 원하는 것을 해주게 된다. 하지만 이 시기에는 가족 구성원 모두가 약속을 하고 아무리 떼를 써도 통하지 않는다는 것을 확실히 알게 해주자. 모든 상황에서 떼로 의사 표현을 하는 아이는 나중에 다양한 감정 표현을 할 수 없다. 그리고 아이가 긍정적인 표현, 적절한 행동을 할 때는 칭찬을 많이 해주자.

아이가 앉을 수 있게 되면 팔과 손의 사용이 더 자유로워진다. 앉아서 손장난을 하면서 지내는 시간이 늘게 된다. 손가락의 사용이 더 세밀해지고 엄지손가락의 정교한 움직임이 나타나면서 조그만 것도 잘 잡을 수 있고, 젖병도 혼자 잡을 수 있게 된다. 손가락 사용은 뇌 발달을 더욱 촉진시킨다.

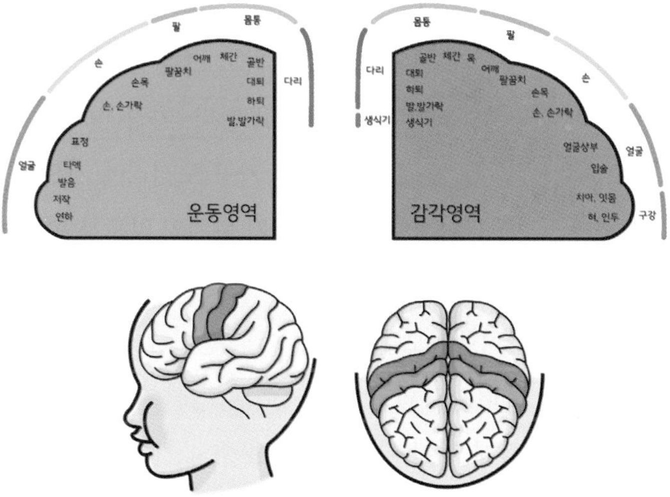

위의 그림은 뇌에서 감각과 운동을 담당하는 부분이다. 이 중 가운데 표시한 부분이 운동·감각과 관련된 뇌 신경이 모여있는 영역이다. 운동·감각 영역의 세부 그림을 조금 더 살펴보자. 뇌가 얼굴과 손, 손가락, 팔, 몸통, 다리, 발 등 각 부분을 담당하고 있음을 알 수 있다. 그림을 보면 전체 운동·감각 영역에서 손과 손가락이 차지하는 비율이 거의 1/6이나 된다. 이처럼 운동·감각과 관련된 뇌의 발달에서 손과 손가락의 비중이 크다. 이 시기에 손을 사용하는 것은 뇌 운동 영역의 발달에 큰 역할을 하며 아울러 전반적인 운동·감각 능력도 향상시킨다.

[9개월~12개월]

앉아서 놀던 아이는 더 먼 곳을 보고 싶어하고, 또 그곳으로 가고 싶어한다. 그래서 이때부터 더 멀리 보기 위해 일어서는 연습을 수시로 한다. 높은 곳이 보이면 올라가려 하고, 소파를 짚고 서고 손으로 몸을 지탱하면서 옆으로 이동하려고 한다. 가장 많이 넘어지고 떨어지고 부딪히는 시기이므로 이때는 가구 모서리에 가드를 하고, 바닥에 쿠션매트를 깔아서 아이가 놀다가 다치지 않도록 한다.

아이는 수많은 시행착오를 거치다 어느 순간 1초, 2초, 3초… 그러다 10초 동안 쓰러지지 않고 처음으로 혼자 설 수 있게 된다. 그러다 한 발자국씩 걷게 되어 마침내 직립보행의 기적을 보여준다. 혼자 서고, 혼자 걷는 이 시기에는 그 움직임 하나하나가 온 집안 식구들의 축제를 이끌어낸다. 아마 아이를 키우면서 동영상을 가장 많이 찍게 되는 시기일 것이며 태어나서 12개월 전후의 일이다.

이제 운동신경계의 1차적인 발달이 완료되었다. 다음 단계는 이러한 움직임에 세밀함과 정확성과 속도를 더하는 것 뿐이다. "딸은 돌에 걷고, 아들은 15개월에 걷는다."는 옛말이 있다. 아들을 귀하게 여기던 때의 이야기이다. 운동 발달에 남녀의 차이는 없다. 단지 귀하게 여기며 많이 안아 준 아들은 운동을 할 기회가 없어서 늦게 걷고, 덜 안아 키운 딸은 오히려 운동 발달이 빨라 돌에 걷는다는 말이다. 아이를 자주 내려놓으며 바닥에 적응을 미리 시키고 충분한 운동의 기회를 준다면, 돌 정도에 걷는 것이 일반적이다. 정말 그렇다. 결국 돌에 걷는 아이가 뇌 발달이 잘된 아이다. 그러기 위해서 부모가 해야 할 일은 아이를 내려놔 주는 것이다.

태어나서 1살까지는 아이에게 중요한 일들이 많이 일어난다. 우선 밤잠과 낮잠의 리듬에 적응하며, 듣고, 보고, 냄새 맡고, 맛을 보고 촉감을 느끼는 오감도 발달한다. 또 머리를 가누고, 몸을 뒤집고, 기고, 앉고, 서고, 걷는 운동 발달도 이루어진다. 이러한 여러 발달 중에 가장 기본이 되는 것은 역시 운동하고 움직임이다. 잘 움직여야 하루 리듬에 잘 적응하고, 주변을 받아들이고 인식하는 기능도 잘 발달된다. 꼬물이가 꼬물거릴 수 있는 기회를 주는 것이 이 시기 육아의 포인트임을 기억하자.

스스로 먹을 것을 찾아 다닐 수 있다는 것은 먹을 준비를 갖추었다고 볼 수 있다.
움직임과 관련된 근육은 평활근이다. 위와 장을 포함하는 소화기를 이루는 근육도 같은 평활근으로 같은 시기에 발달한다. 걸을 정도가 되었다면 소화기도 어른이 먹는 음식을 소화시킬 준비가 되었다고 볼 수 있기에 다음 단계는 먹는 연습으로 이어진다.

피부 골칫거리, 태열

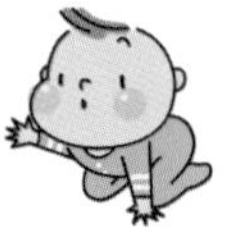

'갓난아이'라고 하면 뽀얗고 부드러운 피부가 생각난다. 성인들도 피부가 좋으면 '아기 피부'라고 한다. 그러나 아기라고 피부가 다 좋은 것은 아니다. 피부에 오돌토돌 발진이 생기면서 빨개지고, 심한 경우 진물이 나서 고생하는 아이들도 있다. 아이가 버둥거리면서 팔로 얼굴을 비비고, 옷에 쓸린 피부는 더 빨개진다. 잠도 푹 자지 못하고 먹는 것도 시원찮은 것 같다. 깨서 보채는 횟수도 많다. 주위 어른이 "아이 피부가 왜 이러냐?" 하는 걱정에도 엄마는 쉽게 상처를 받는다. '왜 내 아이만 이런 걸까?' 하는 마음에 인터넷도 찾아보고 조언도 구해보지만 어떤 방법이 옳은지 판단이 잘 서지 않는다.

이런 증상을 태열 또는 영유아 습진이라고 한다. 태열은 알레르기성 피부 질환으로 영유아기인 생후 2~4개월에 주로 시작된다. 볼, 이마, 귀 뒤쪽 등 피부가 드러나는 곳에 위에서 말한 증상이 주로 나타나고, 팔이나 다리 바깥 부분에서도 발생한다. 피부가 건조해지고 가려워하는 아이들도 있다. 다행히 태열은 대부분 돌 이전에 호전된다.

한의학적으로 태열과 관련된 증상은 풍열(風熱)로 인한 것이다. 태열의 대표적인 증상 중 피부가 붉고 뜨거운 것은 염증으로 인한 '열'이 원인이고, 가려움증은 '풍'이 원인이다. 하지만 이렇게 겉으로 드러나는 원인을 아는 것보다 더 중요한 것은 왜 그런 증상이 생기는가 하는 근본 원인을 찾는 것이다. 아직 아이들은 내부 장기가 미성숙하기 때문에 면역력이 완성되어 있지 않다. 그나마 약한 면역력을 더 떨어뜨리는 원인이 있다면 이를 개선해 주어야 한다.

태열 증상은 풍열을 치료하는 한약으로 개선할 수 있다. 예를 들면 고삼, 지유, 지부자, 사상자, 형개, 백선피, 어성초 등이 있다. 이런 약재들은 대개 쓴맛과 찬 성질을 가지고 있어 가려움증도 줄이고 피부 보호막 개선에 도움을 준다. 그렇지만 아직 소화기가 약한 2~4개월의 아이들에게 찬 성질의 약을 먹일 수는 없다. 그래서 약재를 달인 물을 목욕할 때 물과 같이 섞고 아이가 물속에서 10분 이내로 놀도록 한다. 이후 깨끗한 물로 씻어 약을 달인 물이 남아 있지 않게 하고, 수건으로 톡톡 두드리듯이 물기를 살짝 제거한 후 보습제를 바르도록 한다.

왜 아이들에게 태열 증상이 나타날까? 태열은 유전적인 소인과 다양한 환경적인 요인이 복합적으로 작용하여 나타난다. 우리 아이에게 원인이 될 만한 것은 없는지 체크해 보자. 먼저 알레르기 질환의 가족력이 있는 경우 아이에게 태열이 생길 확률이 높아진다. 아빠가 알레르기 질환을 가지고 있으면 20~30%, 엄마가 있으면 50%, 부모가 모두 있으면 70~80% 확률로 발생한다. 형제자매가 있는 경우에는 50%이다. 가족력이 있다면 아이의 피부에 대해 좀 더 신경을 쓰고 대비해야 한다.

환경적인 요인도 여러 가지이다. 먼저 제기능을 하지 못하는 피부 장벽을 들 수 있다. 피부 가장 바깥에 있는 각질층을 피부 장벽이라고 하는데, 이는 미세먼지 같은 외부 자극으로부터 피부를 보호하고 내부의 수분이 증발하는 것을 막아주는 역할을 한다. 태열이 있는 아이들의 피부 장벽은 무너져 있어 보호막 역할을 제대로 하지 못한다. 건조한 날씨는 보호막 기능을 더욱 떨어뜨리고 증상을 악화시킨다. 무더운 날씨에는 공기 중에 있는 먼지가 땀에 들러붙어 피부를 더 자극한다. 그래서 태열이 있는 아이들에게는 보습제를 수시로 발라 주는 것이 좋다. 아이와 외출을 했거나 무더운 날씨에 땀을 많이 흘렸을 경우에는 샤워를 해서 피부에 붙어 있는 먼지를 제거해 주어야 한다.

피부 알레르기를 잘 일으키는 음식에는 달걀이나 유제품, 대두 같은 단백질과 밀, 보리, 귀리, 호밀 등 글루텐이 포함된 곡류가 있다. 땅콩 같은 견과류나 고등어 같은 푸른 생선도 자주 문제가 된다. 태열이 있는 아이는 이유식을 6개월 이후로 미루고 쌀로 만든 미음부터 시작해 단백질 음식은 가장 나중에 먹이도록 한다. 새로운 음식을 먹일 때는 한 가지씩 첨가해 피부 증상을 악화시키지는 않는지 꼭 확인한다. 태열이 있다고 모든 단백질 음식을 제한해서는 안 된다. 성장에 문제를 일으킬 수 있기 때문이다. 아이가 어떤 음식을 먹었을 때 증상이 심해진다고 생각이 들면 일단 중단하고 약 3주 정도 증상이 가라앉고 난 후 다시 한번 시도해 확인한다. 두 번째에도 증상이 심해진다면 알레르기일 가능성이 있으니 다른 음식으로 대체하도록 한다.

꽃가루, 집먼지진드기, 바퀴벌레, 애완동물의 털 등도 알레르기 유발 인자로 작용한다. 한때 집먼지진드기 청소기가 아토피성 피부염이나 다른 알레르기 질환이 있는 아이가 있는 가정에서 필수품으로 유행하기도 하였다. 하지만 일반 청소기로도 집먼지진드기 청소기와 비슷한 효과를 낼 수 있기 때문에 굳이 구입할 필요는 없다. 아이가 사용하는 침구류를 잘 털어 내고 햇볕에 말리는 것만으로도 좋은 효과를 볼 수 있다. 개와 고양이와 같은 동물의 털은 알레르기 발생을 높인다. 아이가 태어나기 전에 반려동물을 키우고 있었던 경우는 동물과의 정서적인 교감으로 스트레스를 줄일 수 있는 이점도 있다. 하지만 아이가 태어난 후 반려동물 입양을 고려한다면 아이가 알레르기가 생기지 않는지 확인하고 결정하자.

태열이 있는 아이는 방안이 건조하면 가려움증이 더욱 심해진다. 방안의 온도는 20도 내외로 낮추고 50~60%의 습도를 유지하도록 한다. 수시로 로션이나 크림을 발라 피부의 수분이 날아가 건조하지 않도록 하고 외부 자극으로부터 보호해 주는 것도 필요하다. 오일은 목욕 후 물기가 있을 때만 바르고 물기가 없으면 바르지 않아야 한다. 자면서 무의식적으로 피부를 긁을 수 있기 때문에 손톱을 짧게 잘라 주고, 손 싸개를 해 주는 것도 좋다. 목욕할 때는 미지근한(25℃ 정도) 물로 피부 자극을 최소화해서 빠른 시간에 마치도록 한다. 때밀이 수건은 피부를 손상시킬 수 있으므로 절대로 삼가한다.

태열에 대한 정확한 치료법은 아직 확립되어 있지 않다. 그래서 각각의 유발 인자를 확인해보고 생활 관리를 철저히 하는 것이 중요하다. 그리고 근본적인 치료를 위해서는 자극을 이겨낼 수 있는 면역력을 길러 주는 것이 최선의 방어이다. 면역력의 바로미터는 잠이다. 잠을 잘 자면 면역체계가 안정이 되어 피부가 과민하게 반응하지 않게 된다. 낮에 잘 놀아주고, 자기 전에 덜 먹이고 방을 시원하게 해 주는 등 숙면을 위한 원칙을 지키는 것이 태열 치료의 첫걸음이다.

아이도 엄마도 운다

영아산통

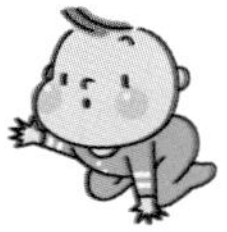

한의대 시절 소아 과목 첫 시간에 배운 것이 '야제(夜啼)'다. 야제를 한자 그대로 풀어보면 아이가 밤에 운다는 뜻이다. 특별한 이유 없이 밤에 우는 아이를 표현한 것인데, 지금의 영아산통 또는 신생아 배앓이와 관련이 있다. 하지만 보채고 운다고 해서 모두 영아산통이라고 하지는 않는다. 야제가 있는 아이 중 영아산통이라고 말할 수 있는 정도의 아이는 증상이 아주 심한 아이다.

어느 정도 증상이어야 영아산통이라고 할 수 있을까? 보채고 우는 현상이 하루에 3시간 이상, 일주일에 3일 이상 지속되고, 이 증상이 3주 이상 계속되는 경우를 영아산통이라고 한다. 대부분 생후 2~3주에 나타나기 시작하지만 3~4개월 정도 되면 좋아진다고 알려져 있다. 주로 밤에 증상이 나타나지만 낮에도 나타날 수 있다.

영아산통이 있는 아이는 밤낮을 가리지 않고 울고, 안아주거나 침대에 눕혀 놓아도 울기를 그치지 않는다. 우는 아이를 달래는 것은 오롯이 부모의 몫이다. 이것은 경험해 보지 않으면 모르는 정말 힘든 일이다. 육아를 포기하고 싶을 정도로 심한 우울감에 빠지기도 한다. 얼마 전에 영아산통으로 2개월 된 아이를 데리고 온 엄마는 산후조리원에서 나온 이후 아이가 깨어 있는 동안에 계속 우는 것 같다고 했다. 엄마는 우울감으로 하소연이 길게 이어졌다. 우는 아이를 달래 가면서 힘들게 병원을 방문했을텐데, 진료실에서는 시간이 한정되어 있어 많은 이야기를 하지 못하는 것이 미안한 마음이 들 정도였다.

영아산통으로 진단하기 전에 다른 이유가 있는지 꼼꼼히 살펴봐야 한다. 열은 없는지 체온도 측정해 보고 목과 귀도 체크한다. 대변 상태가 정상적인지, 피가 섞여 나오지는 않는지도 본다. 기저귀를 벗겨 배꼽이나 사타구니에 불룩 튀어나온 것이 없는지, 남아의 경우 고환이 부어 있는지 확인한다. 몸의 상처가 있는지 살펴보고 몸을 부드럽게 만졌을 때 더 아파하지 않는지도 관찰해 보아야 한다. 그리고 잠자는 리듬이 깨져 있는지 확인한다. 의심이 되는 증상을 다 확인해도 아무런 이상이 없다면 영아산통으로 진단하게 된다.

영아산통은 옛 의서에도 나와 있을 만큼 오래되었지만 아직도 원인에 대해서는 의견이 분분하다. 예전에는 배에 가스가 과도하게 차서 발생한다고 생각하였지만, 최근에는 엄마의 흡연이나 간접흡연과 관련이 있다는 연구도 있다. 흡연이 아이의 장운동을 활발히 하는 호르몬 수치를 과도하게 높여 발생한다는 것이다. 이렇게 정확한 원인을 알 수 없다 보니 혹시 아이의 기질이 불 같아서 이런 증상이 나타나는 것은 아닌지 걱정하는 부모도 있다. 하지만 영아산통과 아이의 기질과는 연관이 없다.

한의학적으로 볼 때 가장 많은 영아산통의 원인은 위와 장이 찬 경우다. 다양한 이유로 아이의 위와 장이 차게 된다. 모유 수유를 하는 경우 엄마가 먹는 음식이 모유를 통해 아이에게 전달 된다. 엄마가 먹는 음식 중 아이의 소화기를 차게 만들어 기능을 떨어뜨리고 통증을 유발하는 음식도 있다. 가장 대표적인 것이 카페인이 많이 들어있는 커피, 홍차, 녹차 등이다. 맵고 짠 자극성이 있는 음식도 증상을 악화시킬 수 있으므로 피하는 것이 좋다. 우유를 중단했더니 영아산통 증상이 호전되었다는 연구 보고도 있다. 만약 분유를 먹이는 경우는 젖병을 세워 수유하도록 한다. 젖병을 비스듬히 수유하게 되면 공기가 많이 들어가 장에 가스가 많이 찰 수 있기 때문이다. 가스가 많아지면 팽만감이 들고 복통이 유발될 수 있다. 수유를 끝내면 트림을 꼭 시키는 것도 잊지 않도록 한다. 단백질이 가수분해 된 분유가 도움이 된다고 하는 경우도 있지만 성장을 더디게 할 위험이 있으므로 의사와 상의하고 신중하게 결정하는 것이 좋다.

영아산통에는 특별한 치료법이 없다. 복통을 줄이기 위한 약도 나이가 어리기 때문에 안전하지 않다. 그래서 먼저 정서적으로 안정시킬 수 있는 방법을 시도해 보자. 조용한 음악을 틀어 엄마와 아이가 안정될 수 있는 분위기를 조성하자. 수유를 하고 있지 않은 동안에는 공갈 젖꼭지를 물리는 것도 도움이 된다. 또 아이가 울면 근육도 같이 긴장을 하기 때문에 긴장을 풀 수 있는 마사지나 운동도 시도해 볼 수 있다. 마사지는 엄마와의 교감은 물론 심리적인 안정에 도움이 된다. 아이를 마주 보았을 때 배꼽 주위를 시계방향으로 문질러 준다. 엄마 손은 약손이라고 하듯이 마사지를 했을 때 생기는 열이 통증을 감소시킨다. 그리고 아이를 엎드리게 하고 척추를 따라 척추 위 피부를 부드럽게 들어 올리는 방법도 긴장을 완화시키는데 도움이 된다. 아이를 안아 줄 때는 다리를 구부려 안아주도록 한다. 어른들도 배가 아플 때 배에 손을 얹고 허리를 굽히면 통증이 약간 감소 되는 것과 같은 이치이다. 아이를 바로 눕혀 놓고 양손으로 다리를 잡고 자전거 타듯이 한쪽씩 굽혀주는 운동도 좋다. 배꼽 주위를 문질러 주거나 위와 장의 경락과 관련된 합곡이나 족삼리 같은 혈자리를 눌러 주는 것도 도움이 된다. 합곡은 위장과 관련된 중요한 혈자리로 옆쪽의 그림과 같이 아이의 엄지손가락과 집게손가락 사이 볼록 튀어나온 부위에 있다. 족삼리는 장과 관련된 대표적인 혈자리로 옆쪽의 그림과 같이 무릎 아래에서 아기 손가락 세 마디쯤 밑에서 약간 바깥쪽에 있다.

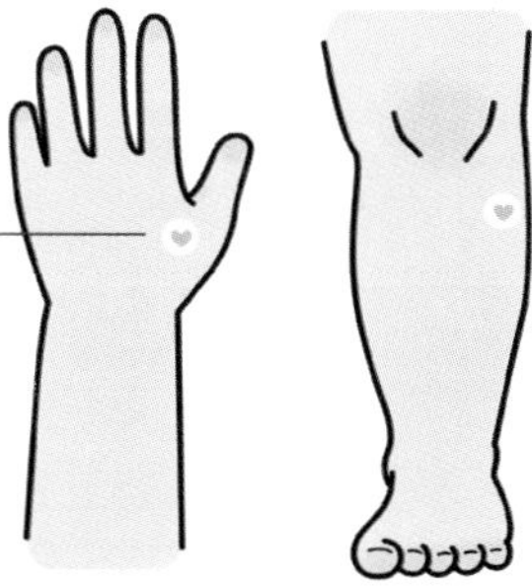

아이가 이유 없이 울면 부모는 내가 무엇을 잘못하고 있는지 자책하기 마련이다. 하지만 부모의 잘못도 아니고 아이의 기질이 남달라서 그런 것도 아니다. 다른 아이들은 안 그러는데 우리 아이만 왜 그런지 속상해 할 필요도 없다. 아이는 현재 안전한 엄마 자궁 속에서 10개월을 보내다가 밖으로 나온 상태다. 마치 온실 속 화초가 밖으로 나온 것과 같다. 성장에 최적화된 환경에서 지내다가 새로운 환경에 적응하다 보면 아이로서도 힘든 일이 생기게 된다. 아이들 마다 온실 밖 환경에 적응하는 시간이 다르기 때문에 나타나는 증상이므로 부모가 힘들어도 조금만 관심을 가지고 지켜 준다면 금방 증상도 없어지고 건강하게 자라는 것을 볼 수 있다.

> * 가수분해 분유
>
> 알레르기가 의심되는 아이들의 소화, 흡수를 돕기 위해 분자량이 큰 단백질을 아미노산으로 나누어 놓은 분유를 말한다.

누구나 아는 감기, 아무도 모르는 감기

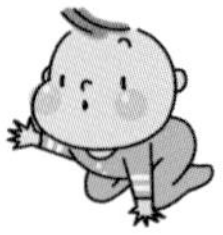

낮에 잘 놀던 아이가 갑자기 열이 나고 보채면 당황할 수밖에 없다. 아이 몸이 불덩이처럼 뜨겁고 축 처져 있는 것을 보면 큰일이 난 것 같아 덜컥 겁이 나기도 한다. 당장이라도 응급실에 가야 할 것만 같다. 하지만 열이 나서 병원에 가면 "편도가 부었네요. 감기입니다."라는 말을 가장 많이 듣는다. 아이가 열이 날 경우 90%는 감기로 인한 것이다. 아이는 표현을 할 수 없고 체온을 조절하는 능력이 완전하지 않기 때문에 감기 증상의 처음은 대부분 고열이다.

아이가 감기에 걸렸는지 확인할 때 가장 먼저 보는 곳은 편도다. 편도가 빨갛게 부어 있고 발열, 콧물, 기침, 가래 등 증상이 있으면 감기라고 진단한다. 편도는 입을 벌렸을 때 목구멍 양옆에 위치해 있다. 아이들의 편도는 크기 때문에 성인보다 더 쉽게 볼 수 있다. 편도가 하는 일은 바이러스가 체내로 들어 왔을 때 가장 먼저 감지하는 사이렌 역할이다. 편도는 바이러스가 호흡기 아래쪽으로 더 깊숙이 침투하기 전에 경고해 준다. 편도가 보내는 경고 신호가 바로 열이다. 몸에 열을 발생시켜 지금 침입자가 있으니 피해가 더 커지기 전에 휴식하도록 주의를 주는 것이다.

대부분 감기에 걸리면 병원에 간다. 병원에 가면 감기가 치료될 것이라고 믿는다. 하지만 이런 기대와는 달리 감기를 근본적으로 치료할 수 있는 방법은 없다. 감기의 원인은 바이러스인데, 감기를 일으킨다고 알려진 바이러스 종류만 해도 90종이 넘는다. 그래서 지금 아이가 가지고 있는 원인 바이러스를 찾기가 어렵다. 원인을 찾기 위해 검사를 할 수도 있지만 결과가 나오는데 오래 걸린다. 그동안 감기가 낫는다. 또 감기를 치료하는 약을 개발하려고 해도 여의치가 않다. 바이러스는 스스로 변화를 일으켜 치료제가 효과를 발휘하지 못하도록 하기 때문이다. 그래서 병원 감기 치료는 증상 완화에 초점을 둔다. 감기 증상이 나타나지 않도록 하고, 그동안 몸이 회복돼서 감기를 이겨내길 기다리는 것이다. 즉 감기 바이러스를 없애는 것이 아니라 열, 기침, 콧물 등이 잦아들게 하는 것이다. 감기처럼 흔한 질병도 없지만, 감기처럼 근본 치료방법이 없는 것도 없다.

하지만 한약에는 감기약이 있다. 가장 오래된 〈상한론〉이라는 한의학 서적은 약 1,800년 전에 쓰여졌다. 이 책은 다양한 감기 증상에 대한 치료 기록서이다. 현재도 이 책의 이론에 따라 다양한 감기 증상을 치료하고 있다. 이를 통해 한의학에서는 오래전부터 감기 치료에 대한 원칙과 방법이 체계적으로 정립되었음을 알 수 있다.

한약으로 감기를 치료하는 방법은 양약과는 다르다. 감기의 원인이 되는 바이러스를 찾거나 증상을 쫓는데 목표를 두지 않는다. 감기로 인해 보통 때와는 다른 몸의 변화를 되돌려 주면 몸의 면역력이 회복되고 감기는 저절로 낫게 된다는 이론이다. 예를 들면 감기에 걸렸을 때 나타나는 증상은 폐 기능과 관련이 있다. 한의학적으로는 폐는 기가 밖으로 퍼져야 제기능을 발휘할 수 있다고 생각한다. 기가 밖으로 퍼지려면 땀이 나야 하는데, 감기에 걸리면 보통 땀이 나지 않는다. 이로 인해 폐 기운이 퍼지지 못하고 정체가 되어 열이나 기침, 콧물 등이 나게 되는 것이다. 그래서 감기 치료 한약은 땀이 나도록 돕는 처방이 많다. 땀으로 폐 기운이 잘 퍼지도록 도와주면 감기 증상은 저절로 없어진다. 그래서 한약 감기약으로 체질과 증상에 따라 적절히 치료하면 감기를 앓는 기간도 줄이고 해열제나 항생제 복용 기간을 줄일 수 있다.

열이 높으면 아이의 뇌에 영향을 주어 이상이 생길까 걱정한다. 하지만 열이 감기 때문에 생긴 것이라면 너무 걱정할 필요는 없다. 뇌에는 체온 조절을 담당하는 부분이 있어 감기가 있으면 체온을 올리도록 명령한다. 이렇게 면역력을 활성화시키고 외부에서 들어온 침입자와 맞서 싸우도록 한다. 감기로 인한 열은 열사병처럼 체온 조절 기능에 이상이 생겨 발생하는 열과 다르다. 그래서 당장에 아이에게 위해가 되지는 않는다. 물론 열이 높으면 아이가 처지거나 먹질 못하고 탈수가 될 수 있기 때문에 수분 공급을 자주 해 주어야 한다.

아이가 열이 오르면 부모는 당황 되겠지만 너무 조급하면 오히려 화가 될 수 있다. 특히 열이 날 때 어떻게든 정상 체온으로 떨어뜨리려고 하는 것을 조심해야 한다. 이미 처방받은 약에 해열제 성분의 약이 있는데, 열이 떨어지지 않는다고 집에 가지고 있는 해열제를 더 복용시켜 용량을 초과시키는 경우도 있다. 아이들에게 처방하는 해열제는 대개 타이레놀(아세트아미노펜)과 부르펜(이부프로펜)인데, 타이레놀의 경우 용량을 초과해서 복용시키면 심각한 간 손상을 일으킨다. 부르펜도 구토, 메스꺼움, 설사 등 증상을 일으키거나 영구적인 신장 손상을 일으킬 위험성이 있다. 빈대 잡으려다 초가삼간 태우는 격이다. 해열제는 지시대로 복용량과 복용 시간을 지켜야 하고, 따로 복용하는 약이 있다면 같은 성분이 없는지 꼭 확인해야 한다. 아이가 열로 고생하는 것이 안타깝지만 감기를 이겨내는 데는 시간이 필요하다. 해열제로 열을 조금 낮추면서 아이가 좀 더 쉽게 감기를 이겨낼 수 있도록 도와야 한다.

열이 날 때 열을 떨어뜨린다고 옷을 다 벗겨 놓거나 얼음주머니로 몸을 닦아 주어서도 안 된다. 이렇게 하면 오히려 아이가 더 추워하고 근육이 떨리면서 체온이 더 상승한다. 옷을 얇게 입히고 땀이 나는 경우 곧바로 옷을 갈아 입혀 주도록 한다. 실내온도는 20~22도가 적당하고, 미지근한 보리차를 수시로 먹여 충분히 수분 보충을 한다. 이는 탈수를 예방하고 소변으로 열을 같이 내려주는 효과가 있다.

모든 열이 감기 때문이라고 생각하는 섣부른 판단도 주의하자. 아이가 열이 있으니까 감기라고 생각하고 진찰 없이 해열제나 종합 감기약만으로 견디도록 해서도 안 된다. 아이가 열이 생기는 원인은 다양해서 다른 질환을 감기로 오인할 수도 있기 때문이다. 한편 감기로 생각하고 치료 시기를 놓쳐 다른 큰 질환으로 발전하는 경우도 있다. 열이 있을 경우 경험이 많은 의사가 진단하도록 하고 이에 맞는 치료를 해야 한다. 특히 생후 3개월 미만일 때 열이 난다면 진찰이 꼭 필요하다. 감기가 아닌 요로감염, 폐렴, 패혈증과 같은 심한 병일 수도 있다.

아이가 처음 감기에 걸리면 부모는 우왕좌왕하게 된다. 감기 치료를 위한 약이 원인 치료가 아니므로 약의 지속시간이 지나면 다시 증상이 나타날 수도 있다는 것을 알고 너무 조급해하지 말자. 감기는 또다시 올 것이고, 그때마다 아이와 부모가 함께 슬기롭게 넘어야 할 장애물 같은 것이다. 이를 통해 아이는 스스로 감기를 이겨내며 튼튼하게 성장할 것이다. 아이가 감기에 걸리면 부모도 감기 증상이 나타나는 경우가 많다. 아이를 돌보느라 잠도 설치고 면역력도 떨어지기 때문이다. 부모 자신들의 개인위생도 꼭 챙기고 건강도 신경 쓰는 것이 필요하다.

*** 감기로 오인하기 쉬운 질환들**

1. **요로감염** : 소변을 배출하는 신장에서 요도까지 통로에 세균이 들어와 염증이 생기는 질환이다. 기침, 콧물 등의 증상이 없거나 심하지 않은데도 열이 계속된다면 요로감염을 의심해 볼 수 있다.

2. **가와사키병** : 체내에 생기는 혈관염이다. 열이 1~2주 지속되면서 눈에 충혈이 생기고 입술과 혀가 딸기처럼 붉어진다. 경부 림프절의 부종이 있거나 피부발진, 손발에 부종, 손바닥이나 발바닥에 홍반이 생기기도 한다.

떼쓰고 보채는 아이 일관성이 보약

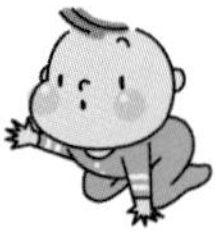

태어나 누워만 있던 아이는 목 가누기, 뒤집기, 배밀이, 혼자 앉기, 서기 등 발달과정을 거치며 성장한다. 이에 따라 할 수 있는 동작이 다양해지고, 활동량도 늘어난다. 보고 듣는 것이 많아지고 호기심을 불러일으키는 것들도 많아진다. 아이의 인지력도 함께 발달하면서 자신에 대한 '자의식'도 나타난다. 이전까지는 아이가 불편해 하거나 원하는 것을 부모가 알아서 해결해 주었지만, 이제는 부모로부터 독립하려는 욕구가 생긴다. 무엇이든지 자기가 하려고 한다. 이렇게 아이의 자의식이 형성되기 시작하는 시기는 생후 7~8개월부터다.

자의식이 생기면서 이전에 안 하던 행동이 나타난다. 잘 먹고 잠만 자던 순둥이가 어느 날 갑자기 변한다. 이유 없이 징징거리고, 뭐가 못마땅한 듯 부모를 힘들게 한다. 바로 '떼'나 '보챔'이다. 아이가 떼를 쓰거나 보채는 것은 일종의 자기 표현이다. 아직 언어가 발달하지 않은 아이가 자기 의사를 표현하는 방법이다. 무엇인가 하고 싶은 것을 표현하기 위해 칭얼거리거나 울면서 떼를 쓰고 보챈다. 하지만 부모는 아이의 변화에 적잖이 당황한다. 아이가 울고 보채니 내가 무엇을 잘못하고 있는 것은 아닌지, 사랑을 듬뿍 주지 못하고 있는 것은 아닌지 걱정도 된다.

이럴 때 부모나 양육자가 조심해야 할 것이 있다. 아이가 원했던 것을 해결해 주는 것이 아니라 떼쓰고 보채지 않도록 반응을 하는 것이다. 특히 무조건 안아주는 것은 좋지 않다. 부모가 가장 잘못하기 쉬운 행동이다. 실제로는 아이가 심심해서 칭얼거리고 보챘는데, 부모는 장난감을 주는 것이 아니라 안아주어 달랜다. 그러면 아이는 안아주기가 자기의 문제를 해결하는 방식으로 생각한다. 이후에도 비슷한 상황이 되었을 때 부모가 안아줄 때까지 계속 울고 보챈다. 악순환이 반복된다.

아이를 안아주는 것이 무슨 문제냐고 할지 모르지만, 생각보다 부모 품에 안겨 떠나지 않는 아이들이 많다. 하지만 부모는 아이를 되도록 안아주지 말고 혼자 놀도록 해야 한다. 이렇게 하면서 아이가 운동이나 감각 등을 스스로 발달시킬 수 있도록 한다. 아이는 배밀이를 하거나 기면서 나름대로 자기가 갈 수 있는 곳을 탐험할 것이다. 바닥에서는 딱딱함을, 매트리스에서는 부드러움을 느끼면서 다양한 촉감을 경험할 수 있다. 어렴풋하게나마 형체와 색깔도 구분하고 물건이나 장난감에서 나는 냄새와 소리도 들을 것이다. 이렇게 자기 세계에서 마음껏 상상하면서 오감을 발달시킬 수 있는 기회가 된다. 또한, 혼자 놀기는 처음으로 부모로부터 독립하는 연습을 하는 것이고, 그 연령대에 해야 하는 배밀이나 기기 등을 반복하면서 근육이나 유연성을 발달시킬 수 있는 좋은 기회이다. 아이가 보채고 떼를 쓸 때마다 안아준다면 사랑을 주는 것이 아니라 아이가 발달할 수 있는 기회를 박탈하는 것이다.

덜 안아주려면 어떻게 해야 할까? 아이가 칭얼거린다면 가장 먼저 불편한 것은 없는지 확인해야 한다. 배고프지는 않은지, 기저귀를 갈아 주어야 하는지 확인하고 해결해 준다. 그래도 계속 떼를 쓰고 보챈다면 아이의 관심을 끌 만한 장난감이나 놀이를 함께 해 주고 주의를 분산시킨다. 그리고 부모가 자연스럽게 자기 일을 하면 아이는 혼자 노는 법을 배울 수 있게 된다. 처음에는 부모가 자기 시야에 없으면 칭얼거리겠지만 아이를 안심시키면서 같이 있는 시간을 점점 줄여 가면 아이는 혼자 잘 놀 수 있다.

그리고 일관성을 유지해야 한다. 어떨 때는 안아주거나 아이가 좋아하는 것을 주고, 어떨 때는 무시하거나 혼내면 안 된다. 부모의 일관성 없는 반응은 아이를 혼란에 빠뜨리고 더 자주 떼를 쓰고 보채게 할 수 있다. 엄마만 일관성 있게 대처한다고 다 되는 것이 아니다. 온 가족의 도움이 필요하다. 할머니, 할아버지는 눈에 넣어도 아프지 않은 손주가 울거나 칭얼거리는 것을 볼 수가 없다. 이럴 때 아이가 좋아하는 과자나 사탕을 주면서 엄마가 세워 놓은 원칙을 무너뜨린다. 다행히 자주 손주를 보는 것이 아니라면 엄마가 아이를 돌볼 때 원래대로 돌아오는 시간이 빠르다. 하지만 계속 아이를 돌봐주셔야 한다면 엄마와의 지속적인 소통을 통해 일관성 있게 행동해 주어야 한다.

낮에 일하고 아이와 많은 시간을 보내지 못하는 아빠도 문제다. 아이에게 미안한 마음에 퇴근 후 아이가 원하는 만큼 놀아준다. 하지만 자칫 과하게 놀다 보면 아이가 자야 할 시간을 놓치게 된다. 이렇게 되면 아이는 휴식할 시간이 줄어들고 리듬이 깨지면서 다음날 떼쓰거나 보채는 것이 더 심해질 수 있다. 아빠는 피곤함에도 불구하고 최선을 다한다고 생각할 수 있겠지만 엄마는 더 힘들어지는 역효과가 난다. 평일에 많이 놀아주기보다는 목욕시키기나 책 읽기로 수면 루틴을 하면서 자야 할 시간을 지켜 주고, 시간이 많은 주말에 놀아주어도 아이에게 사랑을 주기에는 충분하다.

생후 7~8개월 때 일관성을 지키지 않는다고 해서 당장 아이가 떼쟁이가 되고 버릇없게 되는 것은 아니지만 일찍 시작하면 할수록 부모가 편하다. 아이의 자의식은 점점 더 확고해질 것이기 때문이다.

자의식이 더 강해지는 아이는 자기가 하고 싶은 것을 하려고 한다. 그런데 부모가 고치려고 하면 '이전에는 안 그랬는데 왜 그러지?'하며 의아해하면서 저항할 것이다. 해야 할 때를 놓치고 나중에 고치려고 하면 아이와 부모 모두 더 고생한다. 울고 보채는 것을 보면 안타깝기 때문에 아이가 원하는 대로 해주고 싶은 마음이 굴뚝같을 것이다. 하지만 일관성을 지키면 아이가 성장하는데 더 도움이 된다. 이 고비만 넘기면 아이도 부모도 편안하다.

반드시 아이가 사랑받고 있음을 먼저 가르쳐 주세요.
그래야 다른 모든 것을 배울 준비가 되니까요.

아만다 모건

part

2

오물이

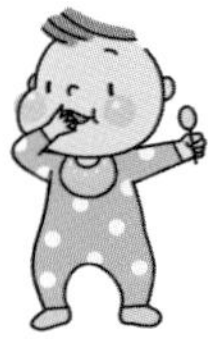

- ✓ 오물이
- ✓ 잘 먹는 아이로 키우는 방법
- ✓ 분노발작은 성장통이다
- ✓ 단체생활 증후군

오물이

1~2세

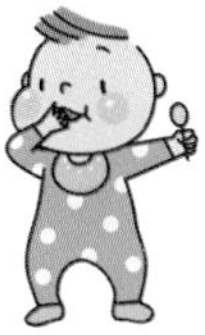

돌에서 2살까지의 아이는 '오물이'이다. 항상 무언가를 입에 물고 오물거리고 있다. 이 시기에 비위(脾胃), 즉 음식물을 소화시키고 흡수하는 위와 소장, 대장 등이 발달한다. 바로 소화기 계통이 발달의 주축을 이룬다. 이때에는 아이들에게 좋은 음식을 챙겨주면서 잘 먹는 습관이 만들어지도록 도와주어야 한다.

걸을 수 있는 돌이 되면 아이의 소화기는 어른들이 먹는 음식을 먹을 수 있는 정도로 발달한다. 돌 이전에 이유식을 하면서 맛보기 연습을 조금씩 했다면, 이제부터 먹는 연습을 본격적으로 시작해야 한다. 태어나서 걸을 때까지 1년 동안 차근차근 움직이는 연습을 하듯, 잘 먹기 위한 노력과 연습도 최소 1년은 걸린다고 보면 된다. 느긋하게 여유를 가지고 소화기를 단련시켜 가자. 식습관이 잡히면서 소화기가 잘 발달하면 자연스럽게 키도 큰다. 소화기가 안정되면서 음식으로 유발되는 피부 증상이나 두드러기도 2살 전후로 사라지게 된다.

*** 돌의 의미**

'돌'이라는 말에는 독립생활이라는 의미가 있다. 1살이라는 나이는 스스로 걸을 수 있어 독립이 가능해진다는 의미도 포함하고 있다. 갓 태어난 새가 둥지에서 어미 새가 가져다주는 모이를 받아먹다가 스스로 날아갈 수 있을 때를 연상하면 된다. 스스로 먹을 것을 찾아 이동하고, 누가 쫓아오면 도망갈 수도 있게 되었다는 뜻이다. 그래서 돌잔치를 하면서 축하해 주는 것이다.

3.3kg, 50㎝ 정도로 세상에 태어난 아이는 1년 동안 평균적으로 체중은 3배, 키는 1.5배로 늘어서 돌이 되면 몸무게 10kg, 키 75㎝ 정도가 된다. 돌이 되면 몸무게를 기준으로 '태어날 때와 비교해서 남들만큼은 늘었는지?' 정도는 체크해 보는 것이 좋다. 걷기 시작하면 활동량이 늘면서 에너지의 소모도 많아지게 된다. 그래서 돌 이후로는 체중이 잘 늘지 않는다. 반면 키의 성장 속도가 상대적으로

빨라서 이제부터는 키가 성장의 지표가 된다. 돌부터 4살까지 3년 동안 25㎝ 정도 크게 된다. “살이 키로 간다.”는 말이 실감 나는 시기가 된다. 아이가 태어나서 돌까지의 기간 동안 충분히 몸무게가 늘지 않았다면, 앞으로는 아이의 성장에 관심을 가지고 신경을 써 주어야 한다.

이 시기에 에너지 소모가 갑자기 늘면서 힘들어하는 아이들이 많다. 아이와 함께 한의원을 방문해 전반적인 몸 상태에 대한 진료를 받는 것이 좋다. 많은 부모님들이 “언제부터 한약을 먹을 수 있나요?”라고 궁금해하는데, 보통 돌 이후에 가능하다. ‘돌보약’이라고 하는 면역력에 관한 한약을 복용할 적기이다. 돌보약은 소화기를 편하게 해 주거나, 체질적인 열을 관리해 주면서 면역력을 도와줄 것이다. ‘돌잔치에는 돌보약’을 기억해 두자. 평생 한 번, 성장의 기틀을 만들어 주는 보약이다. 그러니 돌 선물로 돌반지 보다 좋은 게 돌보약이다. 요즘은 맛도 좋고, 양도 적당히 농축되고, 예쁘게 포장된 아이들용 한약이 있어서 훨씬 쉽게 먹일 수 있다.

[12개월~24개월] - 잘 먹는 아이로 키우기 편

이제 드디어 먹을 준비가 되었다. 엄마 아빠가 먹는 음식을 같이 먹을 수 있다. 그러나 먹는 것도 그냥 되는 것은 아니다. 연습이 필요하다. 다음 두 가지 사항을 기억하면서 여유를 가지고 오뭍이와 함께 연습해 보자.

첫째 '식사의 즐거움'을 알게 하자. 가능한 좋은 컨디션을 유지하며 엄마 아빠와 함께 식사를 하는 것이 좋다. 맛있게 먹는 본보기를 부모가 보여주자. '아 맛있다! 너도 같이 먹자.' 하면서 재미있는 식사에 아이가 참여하고 싶도록 만들어 주자. 스스로 먹겠다고 하면 흘리더라도 그렇게 하도록 하자. 처음부터 많은 양을 먹이려 하지 말자. 약간 모자란 듯 먹게 하는 것이 오히려 좋다. 그리고 너무 오랜 시간 동안 먹게 하지 말자. 식사 시간이 길어지면 즐거움이 사라진다. 지루하지 않을 정도의 적당한 시간이 좋다.

둘째 '씹어 먹게' 하자. 이전까지는 부드러운 이유식을 먹었지만, 지금부터 아이의 주식은 온전한 음식 즉 고형식이다. 입안에서 오물거리며 씹어 먹는 연습을 해야 한다. 씹는 저작 운동은 이 시기의 뇌 발달에도 도움을 준다. 씹어 먹을 수 있는 음식을 위주로 다양하게 준비를 해주자. 밥을 비롯한 야채, 채소류, 나물 반찬 등이 저작활동을 도와준다. 국에 밥을 말아 주거나, 반찬을 잘게 잘라 주는 것은 되도록 피하자. 씹지 않고 그냥 삼키게 된다. 처음에 오물거리다가 뱉는 경우가 있을지라도 씹어 먹을 수 있도록 해 주는 것이 좋다.

모유, 분유에서 밥과 반찬으로 주식이 바뀌는 이때, 일시적으로 하루에 먹는 총량이 준다. 양이 줄어 걱정이 되더라도 분유나 모유의 양을 줄여주어야 주식을 먹을 수 있는 여유가 생긴다. 돌 전에 분유를 한 번에 200cc씩 하루 5번 총 1000cc 정도 먹던 아이라면, 이제 분유는 주식이 아닌 간식이 된다. 한 번에 150~200cc 정도, 하루 2번, 총 300~400cc 정도로 줄여주는 것이 좋다. 주식인 식사를 잘하면 식사 사이에 충분한 양의 간식을 주고, 식사가 시원치 않을 때에는 간식의 양도 줄여야 한다. 뭐라도 먹여서 총량을 맞추겠다고 간식의 양을 늘리면 주식의 양은 더 줄게 된다. 이 시기에는 분유나 모유, 우유, 과일 등이 모두 간식이라고 보면 된다.

음식은 간이 강하지 않은 담백한 것이 좋다. 맵고 짠 음식은 물론 단맛이 강한 음식도 되도록 피하는 것이 좋다. 과일도 단맛에 속하기 때문에 너무 많이 먹지 않게 하자. 지금 당장 한 숟가락을 더 먹이려 하지 말고, 스스로 먹을 수 있도록 기다려 주어야 한다. 골고루 먹기와 많이 먹기는 일단 뒤로 미루고 우선은 즐거운 식사 시간을 만들자. 아무리 노력해도 밥을 잘 안 먹는다면 한의원을 찾아 도움을 받는 것이 좋다.

[18개월~24개월] - 분노발작편

18개월 무렵부터 서로 주고받는 의사소통이 많아진다. 언어 발달이 빠른 아이들은 문장으로 말하기도 한다. 말은 못 하더라도 의미는 알아듣고, 의사 표현을 한다. 하고 싶은 것, 원하는 것은 물론이고 지금 자기의 감정도 다양하게 표현할 수 있다. 책을 읽어주면 아이가 알아듣고 반응하기 때문에, 엄마 아빠가 책 읽어주는 재미를 느끼는 시기이기도 하다.

그러나 여전히 모든 의사 표현을 떼쓰는 것으로 하는 아이가 간혹 있다. 평소에 "잉" 소리만 해도 주변 사람들이 알아듣고 필요한 것을 척척 해준다. 그러다 혹시 자기 마음대로 되지 않는 경우가 생기면 보채는 정도가 세진다. 심하게 울며 소리 지르며 떼쓰거나, 바닥에 누워 울면서 자기가 원하는 것을 달라고 하기도 하고, 보채다 보채다 안 되면 공격적인 행동을 하기도 한다. 보채기만 하는 아이는 '다른 의사 표현 방법을 모르는 아이'이다. 도움이 시급한 아이이므로 다양한 감정과 의사 표현의 방법을 익힐 수 있도록 도와주어야 한다. 이제는 떼쓰는 버릇을 잡아줘야 한다. 한창 떼쓰며 감정이 폭풍처럼 몰아칠 때는, 아이에게 어떤 말도 꾸중도 통하지 않는다. 한바탕 울고 보채고 어느 정도 기운이 빠지고 나서야 부모의 이야기가 들린다. 심하게 보채고 그 상황에서 감정조절이 안 되는 경우를 '분노발작'이라고 하는데, 이 시기에 많이 나타난다. 그런데 부모가 이런 상황을 알고도 그냥 놔두는 경우가 의외로 많다. 그 원인이 무엇인지 알고, 이에 대해 부모가 적절히 대처하는 것이 좋다.

[단체생활 시작하는 시기] - 단체생활 증후군 편

이즈음 어린이집을 처음 가는 아이들이 많다. 단체생활을 하게 되면, 집에서 지낼 때보다 체력 소모가 많아지며 엄마 품을 벗어나 친구들과 지내며 여러 가지 스트레스도 받는다. 적응 기간을 두기는 하지만, 그래도 힘든 상황의 연속이다. 짜증이 늘고, 식사량이 줄고, 감기도 한번 오면 잘 떨어지지 않아 바라보는 부모를 힘들게 한다.

감기가 채 떨어지기 전에 또 감기가 오는 감기의 악순환이 계속되기도 한다. 평소 면역력이 잘 길러진 아이라면 보통 두 달 정도 지나면 몸 컨디션을 회복하고 어린이집에 적응하게 된다. 이렇게 처음 단체생활을 하면서 나타나는 일련의 증상들을 '단체생활 증후군'이라고 한다. 그리고 이때 중요한 것이 '면역력'이다.

2살이 되었다. 이제 먹는 습관이 어느 정도 잡혀서 맛있게 먹고 있는 아이가 되었다. 가끔 보이던 음식물로 인한 두드러기나 피부 증상도 빈도가 줄었다. 이제는 뛰어다닐 수도 있다. 집안이 좁아서 날씨만 허락하면 밖으로 나가고 싶어 한다. 어린이집 생활을 시작한 아이도 있다. 단체생활을 하면서 체력적으로 힘이 들어 감기를 달고 있기도 하고, 다른 아이들과 경쟁하다 보니 스트레스를 호소하기도 하고, 엄마 뱃속에 동생을 가진 아이도 간혹 있다. 다음 단계는 감정을 담당하는 뇌인 대뇌변연계가 발달하는 시기이다. 이제부터 아이의 마음과 감정을 챙겨 줘야 한다.

잘 먹는 아이로 키우는 방법

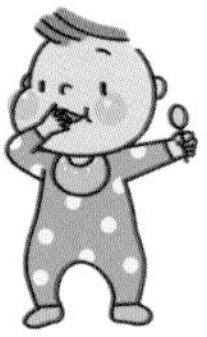

잘 먹고 잘 크는 것, 이 시기 부모의 소원이자 유일한 미션으로 오물이는 잘 먹고 잘 크는 게 다다. 그런데 아이에게 밥 한 숟가락 먹이려고 어르고 달래며 아이를 쫓아다닌다. 아이는 음식을 입에 물고만 있고 씹으려고 하지 않다가 결국 뱉어 버린다. 밥을 먹이는 시간이 너무 길어서 한 끼 먹이고 치우면 다음 끼니를 먹어야 할 때가 된다. 하루종일 밥만 먹이고 다른 일은 아무것도 할 수 없다. 시간을 들이고 정성을 다해 영양이 듬뿍 담긴 음식을 마련했는데, 혀로 밀어내 버리거나 뱉어 버리면 허탈하다. 상황이 이렇지만 억지로 먹일 수도 없는 일이고 난감할 따름이다. 게다가 키나 몸무게가 더디 늘고 있다면 더욱 걱정이다. 오랜만에 손주를 본 할머니, 할아버지가 "아이가 이렇게 안 먹어서 어떡하니?"하고 걱정하시는 말씀도 가볍게 넘길 수가 없다.

엄마들은 한의원에 와서 밥 잘 먹는 약을 처방해 달라고 한다. 하지만 약부터 먹이기 전에 아이의 식습관을 먼저 파악해야 한다. 잘못된 식습관만 고쳐도 밥을 잘 먹게 되는 경우가 많다. 먼저 밤중 수유 여부를 체크해야 한다. 의외로 돌이 지났는데도 밤중 수유를 하는 아이들이 많다. 아이가 자다가 깰 때 다시 잠들게 하기 위해 수유를 하는 경우로 생후 6개월 이후부터는 자기 전 수유를 하면 아침까지 아무것도 먹지 않아도 된다. 그런데 밤중에 아이가 울면 배가 고파서 깼다고 생각하고 수유를 한다. 당장 잠을 자도록 할 수는 있으나 아이에게 잘못된 습관을 들이는 것이다.

돌이 지나면 아이도 어른과 같은 패턴으로 먹인다. 부모가 야식을 하면 건강에 안 좋은 것처럼 아이도 밤중 수유는 좋지 않다. 뿐만 아니라 자기 전에 우유를 먹일 필요가 없다. 아침까지 위장이 비어야 배고픔을 느끼는데, 밤에 무엇인가를 먹이면 입맛이 있을 수가 없다. 자기 전에 우유를 먹는 것은 아이가 잠을 푹 자는 데도 방해가 되고, 자고 일어나도 피곤함을 느끼게 한다. 컨디션이 좋지 않으면 식욕이 좋을 수 없다. 아이가 잘 안 먹으면 부모는 자면서라도 무엇인가를 먹이려고 하는데, 이것도 '밥 안 먹는 습관'에 영향을 준다.

돌 무렵에 지켜야 할 것이 또 하나 있는데 바로 젖병 끊기다. 젖병으로 분유나 우유를 먹는 것과 음식을 먹는 것은 전혀 다른 문제다. 젖병으로 먹는 것은 무엇인가를 빠는 본능에 의한 것이고, 음식을 씹어서 삼키는 것은 본능과는 달리 연습이 필요한 것이다. 음식을 씹어서 삼키면서 음식의 다양한 맛과 질감을 느끼고 익숙해지도록 해야 한다. 그런데 젖병을 끊지 않으면 아이는 연습을 하려고 하지 않는다. 씹어서 삼키는 노력을 들이지 않아도 쉽게 배를 채울 수 있기 때문이다. 돌 때 젖병을 끊기 위해서는 돌 이전부터 컵으로 먹는 연습을 해야 한다. 아이가 젖병을 끊으면 아무것도 안 먹는 경우가 있지만, 이 과정을 극복해야 한다. 젖병을 끊고 컵으로 먹여야 이후에 밥을 잘 먹을 수 있다.

감기나 중이염, 기관지염 등 호흡기 질환이나 장염을 자주 앓았던 아이도 잘 안 먹는다. 대체로 이런 아이들은 감기에 걸리기 전에는 잘 먹었는데 감기에 걸린 후 안 먹게 되는 아이들이 많다. 감기에 걸리면 보통 식욕이 없어지고 면역력도 함께 떨어진다. 그러면 병을 이겨내는 힘이 없어 감기가 오래가고, 새로운 감기에 걸릴 확률도 높아진다. 이렇게 악순환이 반복되면 식욕이나 컨디션이 좋아질 수 없다. 이럴 경우, 아이의 상태에 따라 감기를 치료하면서 면역력을 높이는 한약을 처방하면 점차 원래 상태로 회복되고 식욕은 저절로 호전된다.

선천적으로 약한 아이들이 가장 문제다. 출생 시 체중이 2.5kg이 되지 않았거나 돌이 되었는데도 10kg에 한참 미치지 못한 아이들이다. 이런 아이들은 음식을 소화시키고 영양분을 흡수하는 기능이 약할 뿐만 아니라 식욕이 왕성하지도 않다. 게다가 돌 무렵이 되면 활동량이 늘어나면서 에너지 소모가 많아 더 많은 영양이 필요한데, 먹는 양이 적으면 체중 증가 속도는 점점 더 더뎌진다. 한의학적으로 볼 때 선천적으로 타고난 기운은 신장의 기능이고, 후천적으로 기운을 돕는 것은 튼튼한 비위 기능에 달려있다. 선천적으로 약한 아이들은 이 두 장기를 보강하는 보약으로 식욕과 성장이 잘되도록 돕지 않으면 안 된다. 만 4세까지 성장 속도가 보통 아이들 정도로 회복이 되어야 사춘기 무렵이 되어서 키와 몸무게를 따라잡을 수 있다. 만약 이 시기를 놓치면 타고난 키와 몸무게를 회복할 기회를 잃는 것이다.

이 시기는 아직 식사 예절 훈육을 강요할 시기는 아니다. 아이가 식사하는 시간을 여유롭게 하고 즐거운 분위기를 만들어 주는 것이 중요하다. 그러기 위해서는 엄마 방식이 아닌 아이가 좋아하는 방식을 따라 주도록 하는 것이 좋다. 음식을 만지면서 놀기를 좋아하는 아이도 있고 그릇이나 숟가락을 탕탕 치며 장난을 좋아하는 아이도 있다. 이를 아이가 먹는 것에 집중하지 않는다고 생각하고 음식 먹는 것을 강요하면 안 된다. 엄마 홀로 아이와 식사를 하면서 스트레스를 받는 경우라면 도와줄 사람이 없는지 찾아보자. 할머니나 다른 어른들에게 밥을 먹이도록 부탁하는 것도 도움이 된다. 또래 친구와 같이 식사를 하는 것도 좋다. 집에서는 밥을 안 먹는 아이가 어린이집에 가면 잘 먹는다고 하는 것도 다른 친구들이나 선생님과 같이 먹으면서 식사 시간이 즐겁기 때문이다.

아이가 잘 안 먹으면 우선 부모가 잘못하고 있는 부분은 없는지 살핀다. 때로는 잘한다고 하는 것이 오히려 독이 될 수 있다. 판단이 서지 않는다면 객관적으로 조언해 줄 수 있는 전문의에게 가서 체크해 보는 것도 좋겠다. 그리고 잘못이 있다면 이를 고쳐 나가면 된다. 한 가지 알아두었으면 하는 것은 잘못된 습관이 고쳐지는 데는 시간과 반복이 필요하다는 것이다. 처음에는 습관이 형성되지 않아 혼란스럽고 한동안은 아이가 더 안 먹는 것처럼 보일 수도 있다. 하지만 엄마가 마음을 단단히 하고 이 고비를 넘기면 아이들은 잘 먹는다. 필요한 경우는 보강하는 한약으로 아이의 소화기 기운이 잘 작동하도록 도와주면 된다. 성장과 면역력을 위해서는 건강한 식습관이 중요하다.

분노발작은 성장통이다

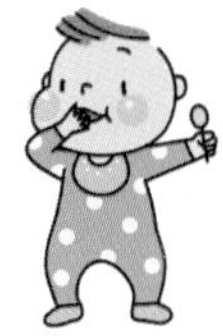

아이가 바닥에 누워 숨넘어가게 우는 모습, 가끔 마트에서 보게 된다. 물건을 마구 던지거나 말리는 부모를 사정없이 때리고 악을 쓴다. 부모는 아이의 갑작스러운 행동에 어찌할 바를 모르겠고 주위 시선이 따갑기만 하다. 얼른 울음을 그치게 하려고 아이를 달래도 보고 입을 막아 보기도 하지만 소용이 없다. 할 수 있는 것이 아무것도 없어 당황스럽기만 하다. 어떤 부모는 늘 그래 왔다는 듯이 체념하고 그치기만을 기다리기도 한다.

이런 증상을 분노발작이라고 하는데 생각보다 많은 아이들에게서 나타난다. 2세 아이들 중 75%가 한 번쯤 크고 작은 증상을 보인다. 그런데 원인은 의외로 단순하다. 아이가 하고 싶은 말을 제대로 하지 못하기 때문이다. 아이는 돌 이후로 부모에게서 독립하고 싶어

하는 자의식이 형성되기 시작한다. 그러면서 어떤 것을 하고 싶은 욕구가 점점 커지지만 부모와 소통하는 능력은 아직 부족하다. 이때 아이는 좌절을 느끼면서 갑작스럽게 감정을 조절할 수 없어 이런 행동을 보인다.

아이들의 언어는 순차적으로 발달한다. 태어난 후 2~3개월 정도 되면 옹알이를 한다. 옹알이는 아무런 뜻은 없지만 처음으로 말을 연습하는 과정이다. 이렇게 의미 없는 소리를 내던 아이는 돌 정도가 되면 단어로 말을 한다. 이후 단어, 절, 문장 순으로 발전하면서 2세가 되면 2~3단어를 합친 문장을 말할 수 있다. 예를 들면 "동수 물 먹어"와 같은 말이다. 이 시기에 할 수 있는 단어 개수는 보통 50개 정도 된다. 하지만 아직 아이가 하고 싶은 것을 정확하게 표현하기에는 턱없이 부족하다.

아이의 언어발달과 분노발작 빈도는 반비례한다. 2~3세에는 어휘가 폭발적으로 증가하고, 3세 이후에는 모든 사물에 관심을 가지면서 질문을 쏟아 내기 시작한다. 엄마는 하루종일 아이의 질문에 시달린다. 반면 분노발작을 가장 많이 보이는 때는 18~24개월이다. 3세가 넘어가면 줄어들어 4세 이후에는 거의 하지 않는다. 자기 생각을 잘 표현하고 부모와 소통할수록 분노발작을 보이는 횟수가 줄어든다. 하지만 분노발작을 보이는 횟수가 점점 늘어가거나 약 4세 이후에도 나타난다면 부모의 양육 태도도 살펴보아야 한다. 이런 아이들의 부모는 스스로 화를 조절하지 못할 가능성이 높다. 이런 부모 밑에서 자란 아이들은 커가면서 부모의 영향을 받아 분노를 쉽게 느끼고 심하면 폭력성을 보이므로 결국, 부모의 모습과 가족의 분위기, 가정교육이 중요하다.

아이가 분노발작을 일으킬 때 어떻게 해야 할까? 첫째, 무심한 듯 약간 떨어져 있으면서 흥분이 가라앉기를 기다려 주어야 한다. 울음이나 발버둥이 줄어들면 안아주면서 아이의 감정에 공감해 준다. 다른 사람의 시선이 의식된다면 복잡하지 않은 곳으로 옮겨 아이가 감정을 추스를 수 있는 시간을 준다. 아이가 떼를 쓴다고 체벌을 하거나 혼내서도 안 된다. 불 난 집에 기름 붓는 격이다. 인내심을 발휘하여 화를 내지 않고 차분히 대하는 부모도 있지만, 부모 스스로 할 만큼 다했다고 생각해서는 안 된다. 언성을 높이지 않고 물어본다고 하더라도 아이는 지금 느끼는 감정을 자세히 설명할 수 없다. 아이의 마음을 진심으로 이해해 주는 것이 우선이다.

둘째, 일관성을 가져야 한다. 지난번에는 요구를 들어주었는데, 비슷한 상황에 이번에는 들어주지 않는다면 아이는 혼란스럽기에 감정이 폭발할 수 밖에 없다. 금지와 허용을 일관되게 한다면 아이도 상황에 따라 어떻게 반응해야 하는지 학습할 수 있다. 울음을 그치면 원하는 것을 해 주겠다고 해서도 안 된다. 이런 방법으로 달래려고 한다면 아이는 이후에도 원하는 것이 생겼을 때 일단 보채는 방법을 쓸 것이다. 협상하는 방법을 '보채기'로 배우게 된다. 부모는 아이에게 무조건 사랑을 주고 싶지만, 아이에게 무엇이든 잘 해주는 것만이 아이를 위하는 것이 아니다. 떼쓰는 아이를 부모는 이해할지 몰라도 다른 사람에게는 민폐다. 사람들은 왜 이 아이가 이토록 서럽고 화가 나는지 상황과 배경을 모르기 때문이다. 이제는 사회성을 가르치고 사회에서 사랑받는 아이로 키워야 할 시기이기도 하다. 지켜야 할 선을 정해 놓고 선을 넘지 않도록 훈육하는 것도 필요하다. 부모의 단호함이 절실하다.

셋째, 안전성을 살핀다. 아이는 막무가내로 떼쓰기 바빠서 주변을 둘러보지 못한다. 그러다 보면 몸을 부딪힐 수도 있고, 주위 물건 때문에 다칠 수도 있다. 아이뿐 아니라 옆 사람에게 예상치 못한 상해를 입힐 수도 있다. 아이 주변에 위험이 될 만한 것은 없는지 살펴보고 치워 주자. 아이의 안전이 가장 중요하다.

분노발작은 대처뿐만 아니라 예방도 중요하다. 외출 전 아이에게 상황을 인식시키자. 이를테면 우리 가족은 지금 어디를 갈 것이고 몇 시간 정도 있다가 돌아올 것이라고 설명해 준다. 외출 준비와 함께 마음의 준비도 시키는 것이다. 아이가 좋아하는 장난감을 준비해 가서 잠시 주위를 다른 곳으로 돌리는 방법도 좋다. 아이가 집중하는 시간은 성인에 비해 짧으므로 아이가 관심을 보일 수 있는 것으로 환기시키자.

한의학에는 심신일여(心身一如)라는 말이 있다. 몸과 마음을 따로따로 생각할 수 없다는 뜻이다. 어른도 몸이 좋지 않으면 짜증이 나고 우울한 마음이 들 듯이 아이의 건강도 감정에 영향을 미치기에 아이가 피곤할 때는 보통 때보다 짜증이 더 심해진다. 아이가 가지고 있는 하루 생활 패턴에서 크게 벗어나면 자기감정을 조절하기 힘들다. 평소에도 충분한 시간 동안 잠을 자도록 하고, 밥 먹고 낮잠 자고 노는 시간을 일정하게 하자. 규칙적인 생활을 하면 아이 스스로도 다음에 어떤 일이 일어나는지 예상할 수 있고, 자기감정을 조절하는 능력이 생긴다. 분노발작을 치료하는 한약은 피로하지 않도록 돕는 효과가 있으므로 증상이 점점 심해진다면 한약 처방도 필요하다.

분노발작은 누구나 겪는 일이다. 대부분의 아이들이 한 번은 거쳐야 하는 성장통 같은 것이다. 너무 심각하게 생각하지 말고 아이의 답답한 마음을 먼저 이해해 보자. 훈육에 앞서 공감이 필요하다. 부모가 아이의 마음을 이해하고 싶어한다고 표현도 하자. 아이 스스로 하고 싶은 말을 충분히 할 수 있는 기회가 주어지고, 피곤을 덜 느끼면 분노발작은 자연스럽게 없어진다. 다만 이 시기에 감정 표현이 분노발작으로 습관화되지 않도록 부모가 아이의 증상에 어떻게 반응하고 있는지, 스스로 분노조절을 못 하고 있지는 않은지 양육 태도도 점검해 보자.

단체생활 증후군

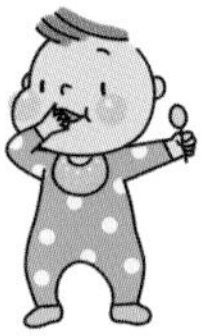

드디어 우리 아이도 단체생활을 시작했다. 이와 함께 잘 놀고 건강하던 아이가 감기에 걸리기 시작한다. 한번 감기에 걸리면 몇 주씩 증상이 떨어지지 않는다. 축농증, 중이염, 폐렴, 모세기관지염 등 감기로 인한 합병증이 생기고, 때마다 유행하는 감기를 지나치는 법이 없다. 잘 먹고 잘 크던 아이가 감기로 오래 고생하면서 밥도 잘 안 먹으려고 하고 성장도 주춤하다.

부모는 아이가 밤마다 열이나 콧물, 가래, 기침 등으로 잠을 설치는 모습을 보면 안쓰럽다. 부모도 아이 상태를 확인하거나 기침 소리에 깨는 날이 계속되면서 잠을 설치고, 잠을 잘 자지 못하니 다음 날 컨디션이 좋지 않아 일상생활이 엉망이 된다. 심하면 부모와 아이가 서로 감기를 옮기면서 온 가족이 오랫동안 고생한다. 아이의 외부 활동과 함께 찾아오는 '단체생활 증후군'이 그 원인이다.

'단체생활 증후군'은 의학적 병명은 아니다. 집에서 주로 부모하고만 생활하다가 처음 어린이집이나 유치원에 가는 때와 맞물려서 나타나는 증상이라 붙여진 이름이다. 이 시기 아이들은 아직 면역력이 약할 뿐만 아니라 개인위생이 철저하지 못하다. 또래끼리 반나절 동안 가까이 지내고 장난감이나 학용품 등을 공유하면서 감기를 서로 옮긴다. 친구들과 어울리는 것이 힘에 부치기도 하고, 가끔 있는 야외 활동에서 기온 변화에 적응하지 못하기도 한다. 공동생활은 면역력이 약한 아이들에게 자주 감기에 걸리게 하고 오래가게 하는 원인이 되기도 한다.

감기가 오래가면 항생제도 문제가 된다. 감기가 낫지 않으면 감기약도 오래 복용하게 되는데, 감기약에는 대개 항생제가 들어있다. 장기간 항생제 사용은 아이 면역력도 함께 떨어뜨린다. 필요한 경우 항생제를 처방받아 복용할 수 있다. 하지만 대부분의 감기는 바이러스가 원인이기 때문에 항생제를 복용할 필요가 없다. 그런데 진료를 받는 부모는 지금 아이의 상황이 항생제를 복용해야 하는지 아닌지 판단할 수가 없어, 병원에서 의사 선생님이 하라는 대로 따르는 수밖에 없다. 항생제를 불필요하게 복용하지 않을까 걱정하는 부모 중에는 항생제 처방을 덜 한다는 병원을 수소문해 찾아 다니는 경우도 있다.

항생제는 왜 문제인가? 첫째, 항생제는 병의 원인이 되는 세균을 없애기도 하지만 장에 살고 있는 유익균도 같이 죽인다. 장내 미생물이 하는 역할은 장운동을 활발히 하고 담즙 분비를 촉진해 소화를 돕는 것이다. 항생제로 인해 유익균이 감소하게 되면 탄수화물이나 지방산 등의 소화가 되지 않아 장내에 농도가 높아진다. 이로 인한 삼투압 현상으로 농도가 높은 장내로 수분이 들어오면서 대변이 묽어지고 설사가 나타날 수 있다.

둘째, 유익균에 비해 유해균의 비율이 높아지면서 복통, 경련, 발열 등이 나타나기도 한다. 장에서 영양 공급이 제대로 되지 않으면 면역력도 함께 떨어질 수 밖에 없다. 특히 장내 미생물의 형성 시기가 만 3세 이전임을 감안한다면 항생제 복용에 신중을 기해야 한다. 항생제를 많이 복용한 아이들은 성인이 되면서 비만 위험성이 높아질 수 있다. 이는 어렸을 때 항생제로 인해 비만을 예방하는 장내 미생물이 소실된 탓이다.

셋째, 항생제 남용의 가장 큰 문제는 항생제 내성균이 생기는 것이다. 내성이 생긴 세균은 어떤 항생제로도 없앨 수 없게 된다. 한 연구에 따르면 현재 비율로 항생제가 처방된다면 2050년에는 전 세계적으로 일 년에 1천만 명 이상이 내성균으로 사망할 것이라고 예측했다. 우리나라에서도 항생제가 남용되고 있는 사태를 인식하고 소아 감기에 항생제 처방 지침을 마련한 바 있다. 하지만 여전히 지침에 따르지 않는 항생제 처방 비율이 75%에 이른다는 보도는 충격적이다.

한약은 항생제의 대안이 될 수 있다. 몸의 면역력을 해치지 않으면서 회복을 도울 수 있다. 한약 중 독감 초기 감염을 억제하는데 효과가 증명된 처방도 있고, 오래된 축농증이나 중이염을 치료할 수 있는 처방도 있다. 침 치료를 꾸준히 하면 코 증상으로 인한 일상생활 불편도 감소시킬 수 있다. 개인위생과 생활환경을 조절해 주면서 체질과 증상에 맞는 한약 처방과 적절한 치료를 병행하면 감기로 고생하는 시간을 줄일 수 있다. 결과적으로 항생제를 복용하는 기간도 단축된다.

감기는 예방이 우선이다. 약을 정확하게 먹이는 것도 중요하지만 미세먼지나 황사가 심한 요즘, 개인위생에도 신경써야 한다. 식사나 간식 시간 전 꼭 손을 씻도록 하자. 비누가 없을 경우 손 세정제를 이용한다. 손을 올바르게 씻는 방법도 아이에게 알려 주는 것이 좋다. 기침이나 재채기를 할 때는 입과 코를 손수건이나 옷소매 안쪽으로 가리도록 한다. 기침이나 재채기를 할 때 침과 함께 흩어지는 병균이 공기 중을 떠다니다가 다른 사람에게 전염될 수 있기 때문이다. 이런 '재채기 에티켓' 또한 한번 배우면 평생 지키게 될 예절 교육이다. 마스크를 하고 다니면 더욱 좋으며 외출 후 집에 돌아왔을 때는 양치를 하도록 하자. 부모가 먼저 모범을 보이고 따라 하도록 하면 아이들도 잘 할 것이다.

일정한 시기가 되면 아이를 위탁시설에 맡겨야 하는 현실에서, 단체생활 증후군은 아이가 한 번은 거쳐야 할 시련이다. 이런 상황을 예상하고 준비한다면 잘 넘길 수 있다. 감기가 있다고 병원에서 처방해 준 대로 항생제를 오래 복용하면 벼룩을 잡기 위해 집을 태우는 격이다. 벼룩을 잡기 위한 노력도 중요하지만 집을 쓸고 닦고 깨끗한 환경을 유지하면 벼룩은 자연스럽게 없어질 것이다. 아이의 개인위생에 힘쓰면서 적당한 생활환경을 유지해 주는 것이 중요하다. 그럼에도 불구하고 부모 뜻대로 통제할 수 없는 것이 단체생활이다. 아이는 집에 비해 덜 위생적인 곳에 노출될 수밖에 없다. 그렇다고 외부와 단절하고, '밖에 있는 것은 더럽다.'라고 가르칠 수는 없다. 부모가 할 수 있는 것은 면역력을 키워서 아이가 첫 사회생활을 잘 할 수 있도록 돕는 것이다. 필요한 경우 한약으로 적절한 치료를 하면 감기를 잘 이겨낼 수 있다.

최고의 가르침은 아이에게 웃는 법을 가르치는 것이다.

니체

part 3

방글이

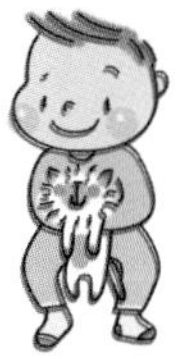

- ✓ 방글이
- ✓ 열 손가락 깨물어 아픈 손가락 없게 하자
- ✓ 아토피, 알러지 행진
- ✓ 고른 영양 섭취는 튼튼한 성장의 기초

방글이

2~4세

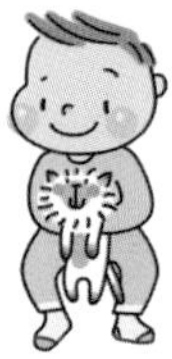

2살에서 4살까지의 아이는 '방글이'이다. 의사를 전달하고, 감정 교류를 하는 소통기능이 발달한다. 운동신경계와 소화기계가 발달한 후, 이 시기에 뇌에서 감정을 담당하는 변연계(lymbic system)의 발달이 두드러진다. 기분 좋게 소통을 하면서 '방글거리게' 해 주어야 할 때이다. 부모의 "사랑해"라는 진심을 담은 표현이나 칭찬이 큰 효과를 발휘한다. 이때 아이와 긍정적인 이야기를 많이 나누면서 좋은 감정을 서로 공유하는 것이 좋다.

* 좋은 버릇 기르는 시기

"세 살 버릇 여든까지 간다."라는 말이 있듯 세 살이라는 시기는 정말 중요하다. 이때 만들어진 습관이 평생을 간다. 이 시기에 발달하는 감정 기능에 집중을 하고, 솔직하게 감정을 표현하고 긍정적으로 의사소통을 하도록 도와주자. 밝은 눈빛으로 다른 사람들과 소통을 하는 좋은 버릇이 길러 질 것이다.

아이들은 행동을 한 후, 엄마 아빠나 주변 사람들의 반응을 살피고 다음 행동을 하며 습관을 만들어 간다. 아이들의 행동이 적절할 때마다 칭찬을 해주자. 그 행동은 결국 좋은 습관으로 자리잡을 것이다. 혹 바람직하지 않은 행동을 할 때에는 그냥 슬쩍 모르는 척 넘어가자. 때로는 잘잘못을 정확하게 알려줘야 효과적인 경우가 있기도 하지만, 아이들이 스스로 적절한 행동을 할 때까지 기다려 주는 것이 좋다. '하지마!'라는 것 보다, 좋은 것을 '하자!'라는 쪽으로 유도하자. 요령껏 살짝 돌려서 원하는 행동을 유도하거나 본보기를 살며시 보여줄 수 있다면 그 정도의 도움만 주자.

소통은 서로 간에 교감하며 주고받는 것이다. TV나 스마트폰은 정보가 한 방향으로만 흐르고 감정의 교류도 없다. 다양한 상호 작용과 반응이 필요한 시기에 이러한 자극에 아이를 방치하지 말자. 특히 스마트폰의 사용은 늦으면 늦을수록 좋다. 되도록 눈을 마주치며 공감하고, 오가는 이야기 속에 서로의 감정을 공유할 수 있는 소통을 연습하자.

책과 친해지는 것도 평생 가는 버릇으로 권할 만하다. 그냥 그림책을 함께 보면서 아이가 다양한 반응을 하도록 하자. 소리 내어 읽어주면서 아이의 반응에 따라 목소리나 내용에 변화를 주는 것도 소통하는 좋은 방법이다. 이때 접하는 언어나 단어들은 아이들의 상상력을 자극하기도 하고, 생각하는 능력도 키워 주게 된다. 단, 의미나 교훈을 강요하지 말고 아이가 느끼는 대로 보는 대로 즐길 수 있도록 해주자. 부모의 과한 가르침이 아이의 창의력을 닫아 버릴 수 있다는 것도 유의하자.

[동생 보기] - 열 손가락 깨물어 아픈 손가락 없게 하자 편

마침 이 시기에 동생을 보게 되는 경우가 많다. 혼자 부모의 사랑을 독차지하던 아이에게 동생을 본다는 것은 처음 겪게 되는 스트레스 상황이다. 동생이 태어나면, 엄마 아빠는 물론이고 주변 사람들 모두의 관심과 사랑이 갓 태어난 아이에게 향한다. 그런 동생에게 샘이 나고 질투가 생기는 것은 당연하다. 태어날 동생에 대해서 미리 준비를 시켰다 해도 눈앞의 현실이 되면 상황이 다르다. 동생이 태어났을 때 '별것 아닌 것이 집에 왔구나.'하고 느끼게 해 주자. 동생이 조금만 움찔하고 끙끙댈 때마다 온 집안사람들이 달려가서 살피고 안고 달랜다면, 아이의 입장에서는 '정말 대단한 존재'가 집에 온 것이 된다. 아이는 본능적으로 '나는 뒤로 밀리고 있구나.'하고 생각하고 긴장한다. 그리고 관심과 사랑을 얻을 수 있는 방법을 찾으려 한다. 그런데 어른들은 의젓한 '형님의 모습'을 기대한다. 가뜩이나 동생이 거슬리는데 예뻐해 주라고 한다. 솔직하게 마음대로 행동하면 "형이 그러면 안 되지." 한다. 겨우 3살 꼬마가 '형님'을 연기해야 한다. 스트레스가 아닐 수 없다.

부모는 형과 동생 사이에서 어떻게 행동해야 할까? 아이들의 행동에 과하게 반응하지 말고 조금 쿨할 필요가 있다. 예를 들면, 동생을 바닥에 내려놓았을 때, 좀 보채고 낑낑대도 "울보 똥싸개구나!"라고 이야기한다. 부모가 무심히 대한다면, 동생은 '별것 아닌 존재'가 된다. 이에 따라 아이는 별 스트레스 없이 자신의 일상을 지낼 수 있게 된다. 한편 운동 발달이 주가 되는 시기에 바닥에 내려놓고 적응시키는 것은 동생에게도 도움이 되는, 잊지 말아야 할 생활의 팁이다.

[아토피성 피부염, 스트레스 때문?] - 아토피 편

3살 전후의 시기에는 피부가 빨개지고, 가려워하고, 때로는 진물이 나는 피부염 증상을 보이는 아이들이 간혹 있다. 평소에 멀쩡하던 아이가 갑자기 피부가 예민해지면 부모는 너무 당황하게 된다.

그나마 1~2주 내에 피부 증상이 가라앉으면 다행이지만, 2달 이상 지속되면서 아이가 밤잠을 못 잘 정도가 되면 아토피성 피부염이라고 진단한다. 모두의 걱정거리가 된다. 정확히 진단하고 그에 따른 생활 관리와 치료를 해야 한다.

이 무렵에는 소화기가 발달하여, 그 기능이 안정되어 먹거리에 의한 피부 반응은 많이 줄게 된다. 반면 스트레스나 전반적인 피로와 관련되어 피부가 예민해지는 경우가 많다. 특히 동생이 태어나면서 감정적으로 예민해진 아이들에게서 나타날 수 있다. 피부와 환경을 시원하고 청결하게 해주면서, 면역 및 스트레스 관리에도 신경을 써주어야 한다. 면역력이 떨어지면서 주변의 자극에 정신적으로 과민하게 반응하는 것이 스트레스이고, 그러한 과민 반응이 피부에서 나타나는 것이 아토피성 피부염이다. 두 가지 모두 짜증이 나지 않는 편안한 정신과 몸 상태를 만드는 것이 치료의 기본이 된다.

[1차 급성장기의 마무리] - 고른 영양 섭취는 튼튼한 성장의 기초 편

보통 3.2kg, 50㎝ 정도로 태어난 아이는 만 4살이 되면 몸무게는 16kg 정도가 되고, 키는 100㎝ 정도가 된다. 태어나서 만 4세까지의 시기는 일생동안 성장이 가장 빠른 시기로 1차 급성장기라고 한다. 조금만 챙겨 줘도 쑥쑥 크는 모습이 보인다. 성장에 관한 한 투자 대비 효율이 가장 좋은 시기다. 작게 태어난 아이나, 엄마 아빠가 작아서 아이 성장에 관심이 많다면, 특히 이 시기를 잡아야 한다. 한의원을 찾아 반드시 체계적인 관리와 치료를 받자.

어떻게 잘 클 수 있도록 도움을 줄 수 있을까? 는 모든 부모의 관심사이다. 잘 먹고 영양 충분히 섭취하기, 잘 쉬고 밤잠 푹 자기, 적당한 활동과 운동, 편안한 마음을 유지하면서 스트레스 덜 받기, 자주 아프지 않기 등등 성장에 관여하는 여러 요소들이 있다. 이 조건들 중 어느 하나라도 문제가 생기면 성장에 차질이 생기게 된다. 그래서 성장을 도와줄 때에는 이러한 모든 것들을 살피고 혹 빈틈이 있다면 그곳을 메꿔 주는 치료를 한다. 이 시기가 가기 전에 여러 요소들을 한 번 더 체크하고, 이어지는 성장을 준비하도록 하자.

4살이면 엄마, 아빠 그리고 주변 사람들과의 긍정적인 상호작용 속에 감정적으로 안정감이 있는 아이가 된다. 자신의 의사를 전달하고 감정도 적절하게 표현할 수 있다. 주변 사람들에게 긍정의 에너지를 퍼뜨리는 해피 바이러스가 된다. 간혹 동생을 보는 아이들도 있다. 태어난 동생으로 인한 스트레스 상황에 힘들어하고, 때로는 피부 증상이 나타나기도 했지만, 결국은 엄마 아빠의 관심과 배려 속에 현명하게 잘 헤치고 넘어간다.

4살이라는 시기를 지나면, 어린이집을 다니며 달고 살던 감기도 떨어지기 시작한다. 이제부터는 감기에 걸려도 이삼일 고생하고 사나흘이면 괜찮아진다. 열이 제법 올라도 크게 걱정할 필요가 없게 된다. 스스로 견디는 힘이 생기며 이어서 호흡기의 발달이 이루어진다.

열 손가락 깨물어 아픈 손가락 없게 하자

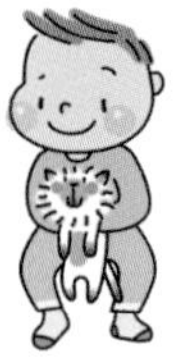

'방글이'에게 동생은 달가운 존재가 아니다. 동생과는 어른들의 관심과 사랑을 두고 끊임없이 경쟁한다. 어른들은 흔히 동생이 생겨 외롭지 않아 좋겠다고 말하지만, 이것은 뭘 모르고 하는 소리다. 여태까지 첫째가 온 가족의 사랑과 관심을 한 몸에 받고 있었기 때문이다. 그런데 엄마 아빠는 갓 태어난 동생을 돌보느라 정신이 없다. 어른들도 동생에게 더 많은 관심을 갖고, 나를 봐주는 시간이 줄어든다. 태어난 아이가 신기하지만 내가 받던 관심을 동생에게 빼앗기는 것은 싫고 두렵다. 좋아하는 마음과 동시에 미운 감정도 함께 생겨 복잡한 감정들로 아이는 혼란스럽다.

이렇게 상반되는 마음이 함께 나타나는 상황은 아이를 불안하게 만든다. 아이도 이 상황을 모면해 안정을 찾고 싶다. 이러한 위기감을 해소하기 위해 다양한 행동을 한다. 바로 '방어기제'라고 하는데, 불편한 마음에서 벗어나 편안함을 유지하고 자신을 지키기 위해 하는 모든 반응을 말한다. 이것은 누가 가르쳐 주지 않아도 태어날 때부터 알고 있다.

하지만 아이들은 아직 미성숙하여 방어기제가 세련되지 못하다. 짜증이나 우는 횟수가 평소보다 잦고, 심하면 동생이 가지고 있던 젖병이나 장난감을 던지는 공격성이 나타나기도 한다. '행동화'라고 하는 방어기제이다. 또 다른 형태로 '퇴행'이라는 방어기제도 보인다. 갑자기 이전에 했던 미숙한 행동을 한다. 예를 들면, 엄마 뱃속에 다시 들어가고 싶다고 하거나, 컵으로 잘 먹던 우유를 동생과 같이 젖병에 먹고 싶다고 우긴다. 변기에서 잘 보던 대변도 기저귀에다 하고 싶다고 징징대거나 잘 가리던 소변을 실수한다. 아기 말을 흉내 내기도 한다. 이런 행동들은 동생으로 인해 갈피를 잡지 못하고 엉키어 있는 큰 아이의 마음이 드러나는 것이고, 어른들의 관심을 호소하는 표현이다.

하지만 이런 아이의 행동을 잘 이해하지 못하는 부모도 있다. 하지 않던 행동을 한다고 윽박지른다. 동생보다 더 많은 사랑과 관심을 주었는데, 부모 마음을 몰라준다고 혼내는 부모도 있다. 또 어떤 부모는 아직 만 두 돌도 되지 않은 아이를 다 큰 아이로 여기고, 동생한테 잘 해 주라고 한다. 이 모두가 아이의 마음을 있는 그대로 받아들이지 못하고 잘못 반응하는 태도들이다.

그렇다면 동생 스트레스를 보이는 아이에게 부모는 어떻게 해 주어야 할까? 먼저 큰아이에게 마음의 준비를 시키자. 아이가 어리기 때문에 아무것도 모를 것이라는 생각은 잘못된 것이다. 한 연구에 의하면 아이는 1세만 되도 부모나 다른 형제들이 보이는 미묘한 변화를 알아차리고 이에 따라 반응한다고 한다. 임신 사실을 확인했다면 엄마 뱃속에 동생 아기가 자라고 있음을 알려 준다. 뱃속에 있는 동생은 아기이기 때문에 태어나면 도와주어야 할 대상이라고 이야기해 주고 준비시킨다. 태명을 함께 부르고 동생을 돌봐주는 내용의 책을 함께 읽어주는 것도 좋다. 모든 과정을 형이 될 아이와 함께하며 사랑의 표현을 아끼지 말자.

동생이 태어나고 나서는 큰아이와 보내는 시간을 의도적으로 늘리도록 하자. 동생 없이 큰아이만을 위한 시간이 필요하다. 이전보다 많은 시간을 보내면 아이는 사랑받고 있다는 것을 느끼고 안정을 찾게 된다. 사랑한다는 표현을 더 자주하고 함께 놀아주자. 이때 텔레비전이나 스마트폰을 보면서 시간을 보내는 것은 금물이다.

아이가 할 수 있는 것들로 육아에 참여시키는 것도 시도해 보자. 동생 입에 젖병 물리기를 도와주도록 하거나 기저귀를 갈 때 기저귀를 가지고 오도록 한다. 이를 통해 큰아이가 동생을 내 사랑을 빼앗고 경쟁해야 하는 상대가 아닌 도움이 필요한 대상으로 알도록 돕는다. 또 동생이 태어나면 큰아이는 나이보다 더 성숙한 아이로 느껴지기 때문에 더 의젓하게 행동하도록 요구하지는 않도록 주의하자.

퇴행 현상을 보인다고 아이를 혼내거나, 아기 같은 짓을 한다고 놀리지 말자. 아이가 가장 빨리 퇴행 행동에서 벗어나도록 돕는 지름길은 원래 행동을 했을 때 응원과 지지를 해 주는 것이다. 미숙하고 서투르게 했을 때는 비난 없이 넘어가고, 성숙한 행동을 했을 때는 격려하는 부모의 일관된 반응도 중요하다.

동생으로 인한 스트레스는 큰아이라면 한 번은 겪어야 할 정상적인 반응이다. 방어기제, 특히 퇴행으로 나타나는 행동들이 아이에게 영구적으로 남는 것이 아니므로 너무 걱정할 일도 아니다. 하지만 스트레스가 오래가면 몸에도 이상 반응이 나타나지는 않는지 주의 깊게 관찰해야 한다. 면역력이 떨어지면서 잦은 감기로 고생하기도 하고, 식욕 저하로 고른 영양을 섭취하지 못하면서 성장 속도도 급격히 줄어들 수 있다. 이렇게 되면 마음의 병이 몸에도 나타나는 것이므로 한의원에 가서 전문의와 상담해 본다.

동생과의 터울이 2~3살이라면 좀 더 신경 써서 대비해 보자. 이 정도의 터울이 부모 사랑에 대해 형제와 경쟁심을 가장 많이 느끼는 시기이기 때문이다. 한 살 터울이라면 질투심이 심하지 않고, 3~4살

이상 차이가 난다면 동생을 경쟁의 대상으로 여기는 경우가 드물다. 큰아이에게 부모의 사랑을 일관되게 보여준다면 스트레스도 쉽게 이겨내고, 퇴행 행동에서도 자연스럽게 벗어날 수 있다. 그리고 편애 없이 형제들에게 공평하게 관심을 가져주면 아이들 모두가 정신적으로 건강하게 자라는 토대가 된다. '열 손가락 깨물어 안 아픈 손가락이 없다.'고 생각한다면, 아이도 부모의 마음을 알 수 있도록 세심하게 대처해야겠다.

아토피, 알러지 행진

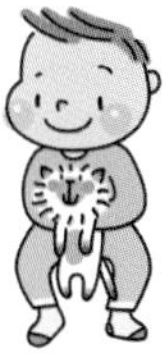

아토피성 피부염은 가려움증이 주된 증상이다. 가려움증이 없으면 아토피성 피부염이 아니다. 이 질환은 아이와 부모 모두에게 고통을 준다. 부모는 피부를 긁는 아이를 어떻게 해주지 못해 안타깝고, 아이는 가려움 때문에 잠을 설쳐 힘들다. 벅벅 긁는 소리에 부모가 깰 정도로 증상이 심한 아이도 있다. 긁지 못하도록 손 싸개를 해주거나 팔을 묶어 보기도 하지만 임시방편일 뿐이다. 진료실에서 부모는 아이 가려움증만 없어졌으면 좋겠다고 호소한다.

아토피성 피부염이 있는 아이들은 피부가 붉어지고 오돌토돌 올라오거나 수포가 생긴다. 진물이 흐르거나 긁어서 생긴 상처에 딱지가 앉아 있다. 연령에 따라서 증상들이 자주 나타나는 부위도 달라진다. 2세 이하에서는 주로 뺨이나 귀 뒤, 두피 등 얼굴이나 몸통 부위가 심하지만, 2세 이후에는 팔다리로 퍼져 나간다. 또 팔다리가 접히는 부위에도 생기며 아토피성 피부염이 오래되면 부위가 검게 되면서 두꺼워지기도 한다.

1933년에 와이즈(Wise)와 설즈버거(Sulzberger)는 이런 증상을 보고 '아토피성 피부염'이라는 병명을 처음 사용하였다. 아토피는 '뜻을 알 수 없는', '비정상적인 반응'이라는 의미를 가지고 있는 그리스어다. 이후로 오랜 시간이 지났지만 이들이 사용했던 단어 뜻처럼 아직도 명확한 원인은 밝혀져 있지 않다. 다만 다양한 자극에 피부 방어체계가 과도하게 반응하고 염증 반응을 일으켜 아토피성 피부염 증상이 나타난다고 알려져 있다. 바로 알레르기 반응이다.

아토피성 피부염은 다른 알레르기 질환의 시작이다. 이런 현상을 알레르기 행진(Allergic March)이라고 한다. 한번 증상이 시작되면 피부, 기관지, 코점막 순으로 알레르기 반응이 나타난다. 어렸을 때는 피부가 예민해 아토피성 피부염이 나타나다가, 3~4세 무렵에서는 기관지 쪽에 생겨 쌕쌕거리는 소리가 나고 숨쉬기조차 힘든 천식이 발생한다. 5~6세에는 코점막이 예민해지면서 맑은 콧물이 멈추질 않고 재채기, 코막힘 등 증상이 생기는 알레르기 비염이 나타난다. 이렇게 연속적인 증상이 생기는 이유도 역시 명확히 밝혀져 있지는 않지만 피부나 점막의 방어벽이 완성되는 시기와 관련이 있다. 반대로 증상의 완화 순서가 있다. 피부 면역력이 가장 먼저 좋아지고 나이가 들면서 기관지, 코점막 순으로 나아진다.

아토피성 피부염을 일으키는 원인은 셀 수 없이 많다. 먼지, 곰팡이, 꽃가루, 약물, 음식물, 화학물질, 동물 털 등이 원인으로 작용한다. 그 외에도 대기 오염, 주거 환경, 서구화된 식생활, 스트레스, 불규칙적인 생활도 관련이 있다. 유전적으로 가족 중에 알레르기 체질이 있는 경우는 발생 확률이 높다. 게다가 산업화, 도시화가 되면서 이전에 없던 새로운 화학물질이 계속 만들어지고 있고 대기와 토양은 지속적으로 오염되고 있다. 황사나 미세먼지로 맑은 하늘을 볼 수 있는 날이 점점 줄어들고, 아이들이 놀이터에서 모래로 장난하면서 논다는 것도 옛말이 되었다. 세탁 세제를 쓰면서도 안정성 여부는 항상 불안하다.

이렇게 아토피성 피부염과 연관된 물질이 셀 수 없이 많기 때문에 어떤 것과 관련이 있는지 밝혀내기란 매우 어렵다. 개인별로 어떤 물질이 문제가 되는지 알아보는 검사도 있으나 이 검사로 알 수 있는 항목의 숫자는 알레르기를 일으키는 물질 수에 비해 턱없이 적다. 다행히 검사를 통해 원인을 알게 되어도 문제는 남아있다. 원인 물질을 완벽하게 제거할 방법이 여의치 않다. 예를 들어 아토피성 피부염과 가장 많이 관련되어 있는 집먼지진드기의 경우 침구류에서 100%를 제거하는 방법은 없다.

그래도 생활 관리가 필요하다. 침구류는 55℃ 이상의 물로 정기적으로 세탁한다. 알레르기 방지용 덮개로 침대 매트리스나 베개를 싸는 것도 좋다. 매트리스는 진공청소기로 수시로 청소한다. 이런 관리는 아토피성 피부염을 일으키는 가장 흔한 원인인 집먼지 진드기를 줄이는 방법이다. 애완동물을 키우는 것은 피하는 것이 좋지만 부득이한 경우라면 카펫과 천으로 된 소파는 치우고 방바닥과 가구 등에 털이 없도록 물걸레로 닦아 준다. 잦은 실내 환기를 통해 벽지에 포함된 마감재나 냉난방 기구, 조리 기구 등에서 발생하는 오염 물질을 바깥으로 배출시킨다. 집안 온도를 겨울에도 20~22도 정도로 시원하게 한다. 아이에 맞는 보습제를 발라 자극을 감소시키고 피부에 있는 수분 증발을 막는다.

생활 관리보다 더 중요한 것은 아이의 면역력이다. 성벽을 튼튼히 하고 성 안의 병사들의 사기를 높여 제 역할을 하도록 하는 것이 면역력이다. 만약 성벽이 계속 허물어지고 성 안에 있는 병사들이 두려움에 가득 차 있다면 문제다. 적은 수의 적 침입에도 성은 쉽게 함락된다. 면역력을 높이기 위해서 가장 신경써야 할 것은 충분한 수면이다. 아토피성 피부염이 있는 아이는 가려움증으로 밤잠을 설친다. 잠을 잘 못 자면서 면역력이 더 떨어지고 증상이 나빠지면서 더 잠을 못 자는 악순환이 생긴다. 이를 선순환으로 바꿔야 한다. 면역력을 높이면 증상이 개선되면서 밤잠도 잘 자게 되는 선순환으로 바뀐다. 면역력이 답이다.

면역력을 높이기 위해서는 장이 튼튼해야 한다. 아토피성 피부염이 생기는 이유 중 하나로 '새는 장 증후군(Leaky Gut Syndrome)'이 꼽힌다. 설명은 이렇다. 결합력이 약해진 장점막 세포 사이로 세균이나 바이러스, 독소, 완전히 소화되지 않은 영양분이 체내로 흡수된다. 이들이 전신으로 퍼지면서 염증을 일으키고, 결과적으로 아토피성 피부염이 생긴다는 이론이다. 새는 장 증후군을 치료하고 면역력을 높이기 위해 유산균 섭취를 권유받기도 한다. 유산균이 손상된 장점막의 회복을 돕기 때문에 맞는 이야기다. 하지만 한계도 있다. 필요한 유산균 수에 비해 섭취하는 유산균 수는 턱없이 적다. 게다가 유해균이 텃새를 부려 섭취된 유산균이 장에서 자리잡기도 힘들기 때문이다.

〈새는 장 증후군〉

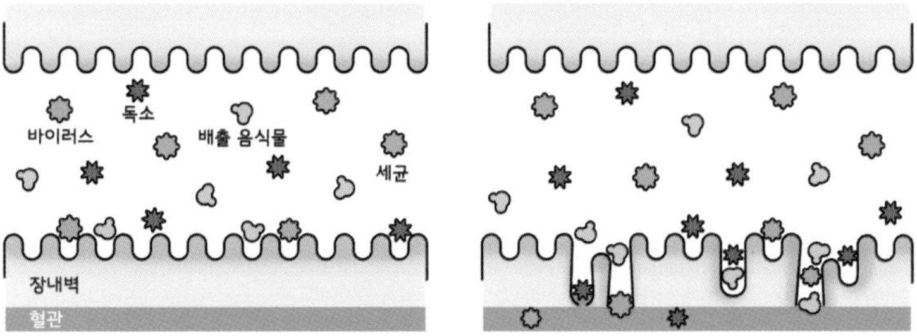

이때 한약이 역할을 한다. 한의학적으로 순환되지 않고 쌓여 있는 노폐물을 '담(痰)'이라고 하는데, 장에 담이 쌓이기 쉽다. 장에 있는 담을 없애고 순환을 도와야 장 기능이 회복된다. 그래야 유산균이 잘 살 수 있는 환경도 만들어진다. 장운동이 활발해지면서 대변도 좋아지고 면역력이 개선된다. 장에 쌓여 있는 담을 없애는 데는 한약 치료가 좋다. 한약으로 장 기능이 회복되면 면역력도 높아지고, 아토피성 피부염의 증상 개선으로 이어진다.

고른 영양 섭취는 튼튼한 성장의 기초

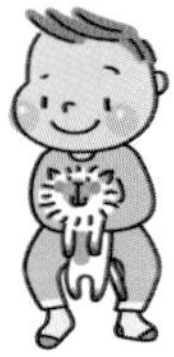

아이가 잘 크기 위한 요소는 한두 가지가 아니다. 다양한 요인들이 복합적으로 작용한다. 우선, 영양소를 고르게 섭취하고 잠을 충분히 자야 한다. 몸을 많이 움직이도록 하고, 극심한 스트레스에 노출되는 경우는 줄여야 한다. 감기로 고생하는 횟수가 적어야 함은 물론이다. 여기서는 성장과 관련된 영양소를 살펴 봄으로써 방글이 시기의 성장 포인트를 체크해 보겠다.

성장에 있어서 영양이 중요한 까닭은 아이들의 특성에 있다. 건강하려면 음과 양의 기운이 조화를 이루어야 하는데, 아이들은 음이 부족해 균형이 깨지기 쉽다. 한의학에서 아이를 순양지체(純陽之體)라고 부르는 이유다. 직역하면 '오롯이 양의 기운을 가진 몸'이라는 뜻이다. 성장하는 기운이 활발하고, 에너지가 발산되는 모습을 이야기한 것이다. 이는 어른들이 쫓아갈 수 없을 정도로 쉴 새 없이 움직이는 것을 보면 알 수 있다.

다시 말해 양의 기운이 강하다. 반대로 아이들이 음이 부족해지기 쉽다는 의미이기도 하다. 아이의 기운과 에너지는 무한정 있는 것이 아니다. 다 쓰고 나면 고갈되고 만다. 다시 생기 있고 힘차게 움직이려면 에너지원을 보충해 주어야 한다. 아이가 움직이는 '기운' 또는 '에너지'는 양이고, '에너지원'은 음이다. 음은 대표적으로 음식으로 보충된다. 음식이 소화되고 나면 혈(血)이 된다. 혈은 음이다. 그러므로 모자란 음의 기운을 보충하려면 잘 먹어야 한다. 아이의 성장과 발달을 위해서 고른 영양 섭취가 필요한 이유이다.

우리가 섭취하고 있는 음식물은 단백질, 탄수화물, 지방, 비타민, 무기질 등 5가지로 구분할 수 있다. 이를 5대 영양소라고 한다. 이들 영양소는 모두 아이들의 성장과 발달에 중요하고, 골고루 섭취해야 한다. 이 중에서도 성장과 관련하여 좀 더 신경 써야 할 영양소에는 단백질, 비타민 D, 칼슘, 아연 등이 있다.

단백질은 아미노산이 결합된 구조물이다. 아미노산은 각종 호르몬과 효소, 항체 등의 구성 성분으로 다양한 생리적 기능을 담당한다. 음식물로 섭취된 단백질은 아미노산으로 분해되어 체내로 흡수된다. 단백질은 우리 몸을 성장시키고 유지하는 역할을 한다. 단백질 섭취가 부족하게 되면 인체 대사 기능에 문제가 생기고, 성장 속도도 떨어진다. 사람 몸을 집에 비유하자면 단백질은 외벽이다. 외벽이 튼튼해야 비나 바람으로부터 안전하다. 아이에게 필요한 단백질 양은 하루 섭취 열량의 20%이다. 예를 들어 하루 섭취 열량이 1,400kcal인 아이인 경우 20%인 280kcal는 단백질로 섭취해야 한다. 이는 단백질 70g(단백질 1g은 4kcal)에 해당한다. 하지만 단백질을 많이 먹는다고 아이가 더 커지는 것은 아니다.

단백질은 동물성과 식물성 단백질로 나눌 수 있다. 동물성 단백질에는 계란, 우유, 고기, 생선 등이고, 식물성 단백질은 견과류, 곡류, 콩 등이다. 어떤 부모는 아이에게 지방을 덜 먹이기 위해 식물성 단백질을 고집하는 경우가 있지만 그럴 필요는 없다. 각각 장단점이 있기 때문이다. 동물성 단백질은 소화 흡수가 잘 되고, 필수 아미노산이 고르게 분포해 있다. 철과 아연과 같은 무기질도 풍부하다. 반면, 식물성 단백질은 지방은 적은 장점이 있지만 일부 아미노산이 부족하다. 그래서 아이들에게 식물성 단백질만 고집하기 보다는 동물성과 식물성 단백질을 고르게 섭취하도록 도와야 한다. 그러면 부족해질 수 있는 아미노산을 상호 보충시킬 수 있다. 동물성 단백질을 먹을 때 지방을 많이 섭취하지는 않을까 걱정된다면 살코기를 주로 먹이고, 닭 껍질과 같이 지방이 많은 부위는 피하도록 하자. 튀김이나 소스가 많은 요리 대신 찜이나 조림으로 조리 방법을 바꾸는 것도 한 방법이다.

생선도 단백질이다. 생선에는 오메가 3, 미네랄의 함량이 많아 아이들 두뇌와 성장발달에 도움이 될 뿐만 아니라 면역력을 높이기도 한다. 다만 몸집이 큰 참치나 연어를 먹는 것은 조심하자. 이들 생선은 수은과 같은 중금속의 함량이 높기 때문이다. 각종 산업 폐수로 해양 오염이 심각한데, 여기에 포함되어 있는 중금속이 해양 생물에 축적된다. 참치나 연어같이 큰 생선은 먹이 사슬 중 상위에 있어 결과적으로 중금속 축적량이 가장 높다. 미국의 한 소비자 단체는 어린이와 임신부는 참치, 상어, 동갈삼치, 옥돔 등 4종류의 생선을 섭취하지 않도록 권고하기도 했다.

지용성 비타민 중 하나인 비타민 D는 칼슘 대사를 조절한다. 체내 칼슘 농도가 일정하도록 하여 뼈 성장을 돕는다. 또 세포 증식과 분화를 돕고 면역 조절에도 관여한다. 비타민 D는 음식과 햇빛을 통해 체내로 흡수된다. 참치나 홍연어, 청어, 갈치, 고등어, 정어리와 같은 생선에 풍부하다. 육류의 간, 계란, 치즈, 버섯류에도 많다. 문제는 햇빛이다. 아이들이 햇빛을 받으며 실외 활동을 해야 비타민 D 합성이 잘 된다. 하지만 요즘에는 미세먼지, 자외선 등으로 인해 아이들이 나가서 노는 것을 꺼린다. 피부를 보호하기 위한 자외선 차단제도 비타민 D 결핍에 한 몫을 한다. 이런 이유로 햇빛을 받는 시간이 상대적으로 줄어 비타민 D가 부족해 질 수도 있다. 지난 국민영양조사에 따르면 성인의 약 3/4이 혈중 비타민 D 기준에 미치지 못했다는 보고도 있다. 일주일에 3~4회, 30분 정도 팔과 다리를 햇빛에 노출하는 것이 좋다.

무기질 중에는 칼슘과 아연이 성장과 관련이 있다. 칼슘은 뼈를 단단하게 하는 역할을 하고, 멸치, 미꾸리, 치즈, 깨, 김, 대두, 깻잎, 미역 등에 풍부하다. 하지만 칼슘 함량이 높다고 알려진 우유 섭취는 주의해야 한다. 우유나 유제품을 너무 많이 먹으면 다른 음식을 덜 먹어 영양의 불균형이 생길 수 있다. 하루에 2컵(500cc) 미만으로 줄이자. 아연이 부족하면 성장 속도가 더디고 면역력도 감소한다. 붉은 살코기나 해산물, 곡류, 콩류 등에 많은데, 동물성 식품이 식물성에 비해 아연 흡수율이 높다. 감기에 자주 걸리고 성장 속도가 떨어진다면 아연의 결핍도 의심해야 한다.

성장 속도가 늦다고 종합 비타민제에 의존해서는 안 된다. 종합 비타민제는 근본적으로 문제를 해결하는 방법이 아닌 미봉책이다. 아이들에게 필요한 영양소는 음식으로 섭취하는 것이 먼저다. 식사량이 적다면 수면 시간이 적거나 잘못된 습관은 없는지 확인해야 한다. 잠을 잘 자면 식욕을 높이기 때문이다. 낮 시간에 적당한 운동도 숙면 및 식욕 개선에 도움이 된다. 우유같이 특정한 음식을 너무 많이 먹지 않는지 체크 하자. 편식이 심하다면 먹지 않는 음식을 지속적으로 시도해서 음식을 골고루 섭취하도록 하는 식사 습관을 길러주어야 한다. 그래도 식욕이나 성장 속도가 개선이 되지 않는다면 경험 많은 전문의와 상담해 보자.

어린이는 5세까지 그 일생 동안 배우는 모든 것을 익혀버린다.

프뢰벨

part 4

튼실이

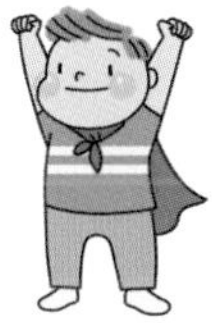

- 튼실이
- 코 건강은 성장과 면역력의 바로미터
- 야뇨는 체력이 관건
- 성조숙증, 과도한 걱정은 금물

튼실이

4~5세

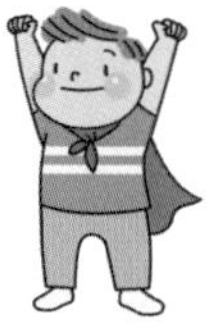

4살에서 5살까지의 아이는 토실토실 튼튼해지는 '튼실이'라 할 수 있다. 기본적인 면역력이 어느 정도 자리를 잡는다. 운동신경계, 소화기계, 대뇌변연계의 발달에 이어 호흡기가 안정되면서 드디어 지긋지긋한 감기의 굴레에서 벗어날 수 있게 된다. 하지만 낮잠 없이 하루를 견딜 수 있는 생활 패턴의 변화가 오면서 피로해지기 쉽다. 그래서 혹시 체력이 떨어지지는 않았는지? 아이의 컨디션을 항상 살펴 주어야 한다. 동생으로 인한 스트레스도 여전히 문제가 되는 경우가 많은데 잘 극복하고 넘어갈 수 있도록 도와주어야 한다.

[비염, 축농증] - 코 건강은 성장과 면역의 바로미터 편

아이가 어린이집을 다니며 적응하는 과정에서 콧물, 코막힘, 기침 등의 감기 증상이 자주 나타난다. 감기는 보통 '맑은 콧물'이나 '열'

이라는 증상과 함께 시작된다. 특히 맑은 콧물은 감기가 시작되는 신호이다. 감기가 지속되면 맑은 콧물은 끈적이는 불투명한 콧물로 바뀐다. 더 오래되면 콧물은 우윳빛으로 변하고, 더 지속되면 누런 콧물을 지나 초록빛을 띠기도 한다. 그래서 콧물을 관찰하면 감기가 얼마나 오래 되었는지 가늠할 수 있다. 3세 미만의 아이들은 아직 호흡기가 미숙하고 불완전하여 감기가 반복될 수 밖에 없다. 이미 들어온 감기가 채 낫기 전에, 다시 다른 감기가 들어오면서 새로 오는 감기의 맑은 콧물과 지속되는 감기의 누런 콧물이 같이 나타나는 경우가 많다. 이러한 상황을 '단체생활 증후군' 또는 '잦은 감기'라고 한다.

다섯 살이 되면 호흡기가 어른 수준으로 발달되면서 감기 증상이 눈에 띄게 줄어든다. 맑은 콧물로 시작된 감기는 2~3일 정도만 기침 증상을 보이다가 4~5일이면 괜찮아지고 1주일이면 평소 상태로 돌아가게 된다. 목이 붓고 열이 나는 경우도 2~3일 정도 고생하면 넘어갈 수 있다. 만약 이 시기에 맑은 콧물과 누런 콧물이 같이 보이고, 코막힘, 기침 증상이 길어져서 3주 이상 간다면 '비염, 축농증'이라고 진단한다. 일상생활에 큰 지장을 주는 정도가 아니라면 견디고 넘어가던 감기와 달리, 비염과 축농증은 적극적인 치료가 필요하며, 면역력을 높이고 증상 완화를 같이 돕는 한의학적 치료가 좋다.

[떨어진 체력, 그리고 야뇨] - 야뇨는 체력이 관건이다 편

아이가 5살 정도 되면 낮잠을 자지 않고 하루를 견딜 수 있게 된다. 기본 체력이 어느 정도 갖추어져 간다는 신호이다. 그래서 아이들은 어린이집에서 낮잠을 자지 않고 돌아온다. 그러나 활동량은 여전히 많아서 피곤해지기 쉬워 집에 돌아오는 차 안에서 꾸벅꾸벅 졸다가 잠깐 토막잠을 자기도 하고, 저녁에 짜증을 내며 예민해지는 모습을 보이기도 하는데 모두 체력이 떨어졌기 때문이다. 그런 모습을 보인다면 활동을 줄이면서 휴식을 취하고, 저녁 시간에도 덜 놀고 밤잠을 충분히 잘 수 있도록 생활 관리를 해 주는 것이 좋다. 그래도 힘들어한다면 한약을 복용하도록 하자.

이 시기에 체력이 떨어지면서 나타나기 쉬운 질환으로 밤에 자는 동안 소변을 가리지 못하고 실수하는 '야뇨'가 있다. 아이가 다섯 살이 되었는데도 증상이 있다면 치료를 해야 한다. 낮에 소변을 실수하는 것은 스트레스와 관련이 많고, 밤에 가리지 못하는 것은 체력 저하와 관계가 있다. 야뇨증이 있는 아이는 밤에 소변 실수를 하고 그 축축한 이불 위에서 그냥 잔다. 불편함을 느껴도 깨지 못할 정도로 피곤한 것이다. 한의원에서는 면역력과 체력을 보충하면서 소변 조절기능을 도와주는 치료를 한다. 치료가 진행되면 우선 밤에 소변 실수를 하는 시간이 늦춰진다. 즉 자고 나서 2~3시간 후인, 12시 경에 실수를 하던 아이가 깨기 전 새벽 시간의 서너 시 경에 실수하게 된다. 그러다가 실수한 후 축축함에 불편함을 느끼고 잠을 깨어 옷을 벗거나 다른 장소로 옮겨서 자는 변화가 보인다. 이어서 스스로 일어나 화장실을 다녀오거나, 아침까지 소변을 참을 수 있는 변화가 오고 차차 괜찮아지게 된다. 체력이 나아지는 것과 비례해서 증상이 호전된다.

[소아비만, 성조숙증] - 소아비만 성조숙증 편

면역력이 좋아지고 덜 아프기 시작하면서, 조금만 방심해도 너무 튼실해질 우려가 있는 시기다. 과자, 과일이나 초콜릿, 인스턴트 음식과 같은 달달하고 열량이 높은 먹거리를 많이 먹고, 활동량이 줄고 운동을 안 하다 보면 어느 순간 체중이 늘게 된다. 소아비만은 어른들이 살찌는 것과 달리 지방세포의 수가 늘어나는 것이어서 더 주의해야 한다. 한번 살이 찌면 체중이 잘 빠지지 않고, 성인이 되어서 당뇨, 고혈압, 고지혈증과 같은 대사질환으로 이행될 확률이 높아진다. 이 시기의 버릇이 평생 유지되므로 적절한 생활습관이 잡히도록 해주어야 한다.

비만으로 가지 않도록 예방하는 것이 좋다. 이미 그런 기미가 보인다면 부모의 적극적인 개입과 관리가 필요하다. 여자아이들은 비만세포와 여성호르몬의 구조적인 유사성 때문에 성조숙증이 나타날 확률이 높아져서 더 신경을 써야 한다. 먹는 것에 대한 조절이 반드시 필요하다. 아직 음식에 대한 절제력이 떨어지므로 아예 노출시키지 않도록 하는 것이 좋다. 마트나 편의점을 자주 들리지 않도록 하고, 냉장고나 집안의 간식거리에 대한 정리도 필요하며 활동량을 늘릴 수 있는 여러가지 방법들도 고민해야 한다. 아이가 좋아하는 운동이나 취미 활동들을 찾아서 할 수 있도록 도와주는 것이 좋다. 스마트폰과 TV가 방해된다면 같이 방법을 찾아가야 한다.

[형제 스트레스] - 서열을 잡아주자

세 살 동생이 있는 다섯 살인 형은 스트레스를 많이 받는다. 태어나서 처음 집에 왔을 때에도, 동생은 집안사람들의 사랑과 관심을 독차지 하면서, 형에게 스트레스를 주었었다. 그래도 그때의 동생은 말도 못하고 그냥 기어다니기만 하던 미약한 존재였다.**(방글이, 동생보기 편 참고)** 그러나 지금은 그 동생이 걷고 뛰어다닐 수 있고 형과 비슷한 정도의 움직임이 가능하다. 걷는 순간부터 동생은 경쟁자로 다가오고 때로는 형을 때리기까지 한다. 말도 알아듣고 엄마, 아빠의 반응을 보면서 나름의 행동도 한다. 형하고 둘만 있을 때와 엄마, 아빠와 같이 있을 때의 행동이 달라 형의 입장에서는 이런 동생이 얄미울 수 밖에 없다.

그러나 주변 사람들은 형에게 동생을 배려하고, 동생에게 양보하라고 한다. 자기 위주로 생각하고 행동하는 것이 당연한 다섯 살인 형에게 결코 쉬운 일은 아니다. 그러나 칭찬을 받기 위해서라도 그러한 행동을 해야 한다. 스트레스는 내가 무언가를 하고 싶고 할 수도 있는데 하지 못하는 상황에서 생긴다. 바로 그런 상황의 연속으로 본심을 표현하지 못하고, 눈치를 보며 행동을 해야만 하니 스트레스가 쌓인다. 아이가 자신의 감정을 그대로 표현하며 행동할 수 있도록 도와줘야 한다. 이때는 형제간의 서열을 잡아주는 것이 좋다.

동생 때문에 힘들어하는 아이가 한의원을 찾으면 내가 하는 방법을 하나 소개하겠다. 이것은 백발백중의 효과가 있다. '서열잡기'라는 역할극이다. 형의 기를 살려주는 것이 첫 번째 목적이다.

등장인물은 나, 말을 잘 알아듣는 형, 말을 조금 알아듣는 동생, 그리고 함께 온 부모이다.

나 : "동생이 고집이 세게 생겼네. 동생 때문에 많이 힘들겠구나? 동생이 대들면 어떻게 하지?"라는 말로 형과 공감을 하면서 대화를 시작한다. 동생은 약간 이상한 분위기를 느낀다.

형 : "양보해요."라고 대답한다.

나 : "왜 양보하지?"라고 다시 물으면

형 : "동생이니까요. 보살펴 줘야 하잖아요."라고 한다. 같이 있는 동생이나 부모도 동의하는 표정이다.

나 : "그래도 계속 대들면 그땐 어떡하지?"라고 다시 물어본다.

형 : "그럼 엄마, 아빠에게 이야기해요."라고 한다.

대드는 동생에게 스스로 대응하지 못하고 양보를 하는 착한 형이다. 분명히 자기가 해결할 수 있을 텐데, 눈치를 보며 고자질을 하게 된다. 때로는 양보하기 싫기도 하지만 동생에게 배려를 해주는 것이 당연한 집안 분위기 때문에 다른 방법이 없다. 무언가 변화가 필요하다.

나 : "형과 동생 중에서 누가 어른이지?"라고 이번에는 동생에게 묻는다.

동생 : "형이요."라고 대답한다.

나 : "그럼 누가 양보해야 할까?"라고 다시 묻는다.

동생 : "형이요."라고 다시 답한다. 당연히 동생도 형이 양보를 해야 한다고 생각하고 있다.

나 : "아니야. 동생이, 어른인 형에게 먼저 양보를 해야 해. 만약 동생이 말을 잘 듣는다면, 어른인 형이 배려하거나 양보해 주는 거야. 그런데 동생이 말도 안 듣고 계속 귀찮게 하고 형을 이기려 한다면, 형은 양보할 필요가 없어. 엄마 아빠가 너희가 버릇없이 굴 때 버릇을 고쳐 주는 것처럼, 어른인 형은 동생이 버릇없는 아이가 되지 않도록 도와주어야 해."라고 형과 동생을 향해 이야기를 한다.

다소 억지스럽다고 생각할 수도 있지만, 형이 무조건 양보해야 한다는 프레임을 깨기 위해서 최대한 형을 어른대접 해준다. 둘 간에

서열이 있다는 것을 알려 주면서 말을 이어간다.

나 : "동생이 형의 말을 잘 안 듣고 계속 대들면서 이기려 한다면, 엄마 아빠가 하듯이 동생을 타일러야 해. 우선은 말로 타이르고, 그래도 계속 대든다면 혼을 내서라도 가르쳐야 해. 이런 신호를 하면 어떨까? 얼굴이나 가슴 같은 데는 말고, 엉덩이를 3대만 톡톡 치는 거야."라고 이야기하면서 구체적으로 그런 상황에서 해야 할 행동을 가르쳐 준다. 때에 따라서는 시범을 보여주기도 한다.

'엉덩이 세대, 탁! 탁! 탁!' 은 소리는 나지만 아프지는 않다. 그런 상황에서 할 수 있는 일종의 신호, 약속이며 감정도 개입되지 않고 장난삼아 할 수도 있는 동작이다. 하지만 동생이 형에게 심하게 대들어선 안 된다는 상징적인 의미가 있는 행동이 된다. 원장님이라는 사람이 그렇게 이야기를 하긴 했지만 형은 긴가민가 할 수 밖에 없다. 보통은 어리둥절하거나 정말 그래도 되나? 하는 반응을 보인다. 동생도 설마 그럴까? 라는 생각을 할 때 엄마, 아빠를 동참시킨다.

나 : "앞으로 집에서 둘이 다투는 모습이 보인다면 심판을 보지 마시고, 그냥 형 편을 들어주세요. 동생이 형에게 대드는 것은 무조건 안 되는 행동이예요. 계속 그런 모습이 보인다면 '엉덩이를 세 번, 탁! 탁! 탁!' 치면서 '동생이 형한테 대들면

안 돼. 형에게 먼저 양보해야 해.'라고 이야기해 주세요."라고 부모에게 이야기하면서 그런 상황에서는 항상 약속한 신호 액션과 멘트를 해 달라고 부탁한다. 부모의 대답까지 받고 진료를 마무리한다.

1~2주가 지나면 형은 기가 살아서 밝은 모습으로 내원할 것이다. 눈치를 보는 아이가 아니라 자신 있게 자신의 감정을 표현할 수 있는 아이가 되어 있을 것이다. 실제로 '엉덩이 세대, '탁! 탁! 탁!'은 하든 안 하든 상관없다. 같이 이야기를 나누는 과정에서 이미 동생은 말을 다 알아듣고 분위기를 파악한다. 집에 돌아가면 알아서 스스로 양보하는 아이가 될 것이다.

동생이 형에게 대들지 말아야 하는 것은 당연한 행동이다. 반면 형이 동생에게 양보를 해야 하는 상황은 다르다. 기분 좋게 양보할 수도 있지만, 동생이 대든다면 그러지 못한다. 말로 타이르고, 그래도 안 되면 힘으로 이기는 것이 오히려 형으로서 자연스러운 행동이다. 그렇게 행동하라고 역할극을 통해서 알려 주는 것이다. '만약 둘만 있다면 어떤 행동들을 할까?'를 상상해 보자.

형제자매는 정말 좋은 자산이다. 서로 배려하고, 때로는 경쟁도 하고, 감정적 교류도 하면서, 같이 놀기도 하는 동지이자 친구이다. 함께 하면서 자연스레 사회생활을 연습하게 된다. 서로 배려하고 존중해 줄 수 있으면 좋은 관계가 평생 유지된다. 동생이 형을 먼저 배려하면서 양보하도록 해 보자. 바람직하고 긍정적인 관계가 만들어질 것이다.

어린이집을 다니기 시작하면 대부분의 아이들은 힘들어한다. 심리적으로 힘든 것은 비교적 짧은 기간에 적응이 되지만, 체력적으로 힘들어 감기를 달고 사는 것은 오래 이어진다. 호흡기가 어른 수준으로 발달하는 다섯 살이 되면 감기를 견디고 넘어가는 모습이 보인다. 피곤해서 잠깐 나타나던 야뇨도 괜찮아지고, 대드는 동생 때문에 받던 스트레스도 이제는 별 문제가 되지 않으며 스스로 해결할 수 있다.

이 시기를 지나면 논리적으로 생각하는 힘이 길러지기 시작한다. 운동기능도 업그레이드 되어 복잡한 동작도 가능해진다. 일상생활 속에서 개성이 드러나기 시작하고 그리기, 노래 부르기, 악기 연주하기 등등 자신이 잘 하는 분야가 드러나기도 한다. 잘하는 것을 더 잘할 수 있도록 하면서 장점을 키울 준비를 하자.

코 건강은 성장과 면역력의 바로미터

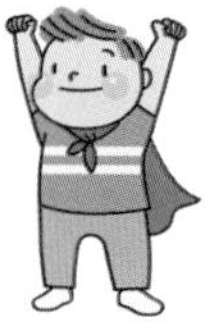

코는 공조 시스템이다. 머리의 열을 식혀준다. 열은 위로 상승하는 성질이 있기 때문에 몸에서 가장 높은 곳에 있는 머리로 몰린다. 특히 성장 에너지가 넘쳐나는 아이들 머리를 만져 보면 뜨끈뜨끈하다. 조금만 뛰어 놀아도 머리가 땀으로 흠뻑 젖는다. 이는 머리로 올라간 열을 내려주려는 현상이다. 그런데 비염이나 축농증(부비동염)이 발생하면 공간이 좁아져 공기가 순환되지 않고 열이 더 많이 발생된다. 열은 팽창하려고 하기 때문에 압력도 증가하면서 두통이나 얼굴에 통증이 생긴다. 배출되지 못한 열과 압력 때문에 집중력이 떨어진다. 전반적으로 피로를 쉽게 느끼고, 컨디션과 면역력도 저하된다. 특히 튼실이 시기의 아이들이 코 증상으로 고생한다면 비염이나 축농증을 의심해야 한다.

코는 냄새를 맡는 것 이외에 다른 중요한 역할이 있다. 코는 폐까지 이어져 외부에서 유입되는 공기를 일정한 온도로 조절하고 적당한 습도도 공급한다. 이로써 찬 공기가 직접 폐로 들어가 손상시키는 것을 방지한다. 필터 역할도 담당한다. 먼지나 세균, 바이러스가 폐로 침투하지 못하도록 걸러낸다. 이것은 점액, 즉 콧물이 담당한다. 콧물은 점막에 붙은 이물질을 감싸고, 코 점막세포의 섬모 운동을 통해 몸 밖으로 배출된다. 이런 정화 과정으로 코와 목이 연결된 빈 공간인 비강의 공기 흐름이 원활히 유지되도록 돕는다.

코는 보조 통로로 머리의 다른 공간과도 이어져 있다. 그중 하나는 부비동(副鼻洞)이다. 머리에는 상악동, 전두동, 사골동 및 접형동 등 4개의 부비동이 있다. 이들은 눈 위, 비강 천장 부위, 광대뼈 부근에 있고, 비어 있는 공간으로 머리뼈 무게를 줄여준다. 여기에 채워진 공기는 외부의 충격으로부터 효율적으로 뇌를 보호하는 에어백 역할도 한다. 이곳에서 분비되는 점액은 콧물처럼 이물질을 감싸고 코로 연결된 통로를 따라 비강으로 흘러 나가면서 부비동을 청소하고, 깨끗한 상태로 만든다.

만약 공기가 흐르는 통로가 염증이나 다른 원인으로 막히거나 좁아지면 문제가 생긴다. 공조 시스템이 고장 난 것이다. 좁아진 공간 때문에 공기 흐름을 방해하고 바이러스나 세균이 살기 좋은 환경이 된다. 통로가 막히면서 이물질을 없애기 위한 점액 배출이 힘들어지고, 증상은 더욱 악화된다. 비강에 문제가 생기면 비염이라고 하고, 부비동과 연결된 통로가 막히면 축농증(부비동염)이라고 한다. 이런 증상이 4세 이전에 있다면 비염이라고 하지 않는데 면역력이 아직 완전하지 않기 때문이다. 평균적으로 면역력이 성인의 80~90% 수준이 되는 시기는 만 4세이다. 하지만 튼실이 시기에 감기가 안 떨어진다면 그 아이는 가족력이 있거나, 다른 아이에 비해 상대적으로 면역력이 약한 아이이다. 이 시기의 아이들은 비염과 축농증을 이겨내기 위해 적극적으로 면역력을 높이고 증상을 완화시키기 위한 치료가 필요하다.

비염이 있는 아이는 어떤 증상을 보일까? 아이는 콧물이 많아 코를 푸느라 괴롭고, 콧물이 목 뒤로 넘어가면서 기침을 한다. 코막힘으로 인해 코로 숨을 쉬지 못하고 입으로 호흡하는 구강 호흡이 나타난다. 잘 때는 물론이고 평소에도 입을 벌리고 있어 입으로 들어온 공기는 입과 목 점막을 마르게 한다. 입과 목구멍에는 코와 같은 필터 기능이 없기 때문에 호흡기 질환이 더 자주 발생하고 입 냄새도 난다. 또 구강 호흡은 숙면을 방해하여 결과적으로 성장에도 좋지 않은 영향을 미치고 성인의 경우는 심혈관계 질환의 위험성도 증가시킨다.

비염은 바이러스나 세균 감염으로 발생하지만 일반적인 감기와는 다르다. 보통 감기는 3~7일 정도면 호전되는데 비해 비염은 2~3

주로 더 오래간다. 만성적으로 재발하는 경우는 체온이 37.5도가 넘는 경우가 드물고, 식욕부진 등 전반적인 컨디션 저하도 별로 없다. 때문에 부모들은 아이 감기가 뚝 떨어지지 않는다고 오해한다. 한편, 비염 중 알레르기성 비염은 콧물, 코막힘, 재채기가 주로 나타나지만 코 점막을 보면 빨갛게 되거나 부어 있는 염증 소견이 별로 없고 가족력인 경우가 많다.

축농증이 있는 아이는 비염보다 콧물, 가래, 기침 등 증상이 더 심하고, 입을 벌렸을 때 코가 목 뒤로 넘어가는 것(후비루)이 보인다. 성인보다 아이에게서 축농증이 더 자주 발생하는 또 하나의 이유는 비강과 부비강을 연결하는 통로 주변에 있는 림프조직인 코 편도(아데노이드)가 크기 때문이다. 어렸을 때는 이 조직이 커서 부비강 연결 통로를 압박하고, 심하면 막기 때문에 부비강에서 분비되는 점액이 비강으로 배출되는 것을 어렵게 한다. 코 편도가 크다고 수술로 떼어내는 것도 신중해야 하는데, 그 이유는 코 편도는 어렸을 때는 크지만 만 9~10세 정도 되면 자연스럽게 줄어들기 때문이다. 그리고 코 편도는 세균이나 바이러스의 침입을 알려주는 최전선에 있는 첨병으로. 첨병이 없어지면 적이 쳐들어오는 것을 미리 알고 대비할 수 없다. 침입자가 폐까지 쳐들어올 때까지 감지해 내지 못해 자칫 더 큰 피해가 생길 수 있다.

비염이나 축농증을 치료하려고 항생제를 오래 복용하면 안 된다.

몸에 유익한 세균도 없애 전반적인 면역력을 떨어뜨리기 때문이다. 열이나 누런 콧물이 심해 항생제가 꼭 필요할 때만 복용하도록 한다. 한약 치료와 침 치료는 항생제 치료를 최소화하는데 도움이 된다. 한약 처방과 침 치료는 면역력을 해치지 않으면서 증상을 개선시킨다. 치료 효과가 증명된 한약을 처방받아 복용시키고, 침 치료를 받게 한다. 집에서도 비염, 축농증 치료와 관련된 혈자리를 눌러주거나 문질러 주면 좋다. 주로 양 콧망울과 팔자 주름이 만나는 곳인 영향혈(迎香穴)을 마사지해 준다. 또 코와 폐를 연결하는 통로도 제 역할을 하도록 생활환경에도 신경 쓴다. 방안 온도는 20~22도로 낮추고 습도를 적절히 공급하도록 해야 한다. 생리 식염수로 세척하는 것도 좋은데, 요즘에는 생리 식염수와 한약제를 배합해 코막힘을 개선하기 위한 제품을 많이 사용하기도 한다.

코 건강은 아이 면역력의 바로미터이자 출발점이므로 코가 건강하면 전반적인 상태가 좋다. 면역력이 약한 아이라면 코 상태를 체크해 본다. 아이들은 누구나 훌쩍거리면서 큰다고 증상을 무시하거나, 때가 되면 면역력이 좋아져 증상이 좋아질 것이라고 낙관해서는 안 된다. 증상이 있을 때 개선시켜 도와주어야 가장 효과가 좋다. 나중에 바로 잡아주려고 하면 시간도 오래 걸리고 떨어진 면역력을 따라잡기 힘들다.

야뇨는 체력이 관건

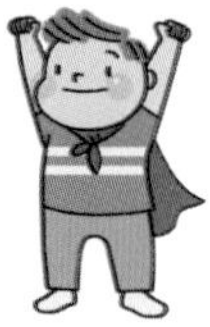

야뇨증이란 아이가 밤에 자면서 스스로 오줌을 가리지 못하고 이불에 지리는 것을 말한다. 하지만 이런 증상이 있다고 무턱대고 야뇨증이라고 하지 않는다. 나이와 횟수를 기준으로 만 5세 이후 일주일에 2회 이상 실수하면 야뇨증이 있다고 이야기한다. 여러 연구에 따르면 5세 이상 아이들 중 10~15%가 야뇨증을 가지고 있다고 한다.

야뇨증에는 두 가지가 있다. 일차성 야뇨증과 이차성 야뇨증이다. 일차성 야뇨증은 태어난 이후 한 번도 밤에 소변을 스스로 가리지 못하는 경우다. 반면, 6개월 이상 잘 가리다가 다시 증상이 나타나는 것은 이차성 야뇨증이라고 한다. 야뇨증은 낮에 낮잠을 자지 않으면서 체력이 떨어지고, 피곤한 것이 주요 원인이다. 또 심리적인 요인도 원인이 될 수 있다. 동생이 생기거나 새롭게 어린이집이나 유치원을 시작하는 경우, 부모와 떨어지는 것, 친구나 선생님과의 갈등 등이 예이다. 그 외 야간에 소변을 농축시켜 소변량을 줄이는 호르몬이 적게 분비되거나, 수면 시 각성 문제, 유전적인 요인들도 생각해 볼 수 있다.

야뇨증을 대수롭지 않게 생각하는 부모들이 의외로 많다. 부모가 '나도 어렸을 때 그랬어.'라고 하면서 크면 없어질 거라고 생각하기 쉽다. 실제로 청소년기까지 증상이 지속되는 경우는 드물다. 하지만 그동안 아이는 정서적으로 불안하다. 또래 아이들과 다른 집에 가서 자지도 못하고, 밖에서 밤을 보내야 하는 캠프에도 참여하지 못한다. 이에 따라 자신감이나 사회성이 떨어지고, 심하면 우울증, 불안장애가 나타나는 경우도 있어 주의가 필요하다.

다른 아이들과 비교하는 것도 곤란하다. 우리 아이가 소변을 늦게 가리면 다른 아이에 비해 뒤쳐지는 것 같고, 혹시 뇌나 지능 발달에 문제는 없는지 불안하다. 또 다양한 검사를 다 받은 후에 특별한 소견이 나타나지 않아도 걱정이다. 야뇨를 보이는 아이들의 99%는 검사상 이상이 없는데 증상이 왜 있을까 하면서 마음이 편하지 않다. 한 번에 증상을 없애고 싶은 조바심이 생긴다.

속이 답답한 부모는 집에서 소변 훈련을 시킨다. 그런데 잘못된 방법으로 하고 있는 부모가 많다. 자고 있는 아이를 새벽 2~3시 경

일정한 시간에 깨워서 소변을 보게 하고 다시 자게 한다. 하지만 이 방법은 아이가 요의(오줌이 마려운 느낌)를 느끼도록 훈련을 시키는 것이 아니다. 방광에 차 있는 소변을 비워 아침까지 실수하지 않도록 하는 것이다. 실수가 줄어드니 연습이 되고 있다고 착각한다. 부모는 안심할 지 몰라도 제대로 된 해결책이 아니다. 아이와 부모 모두 잠을 설치고, 아이 증상 개선에도 도움이 되지 않으므로 오히려 좋지 않은 습관만 하나 생기는 셈이다.

창피를 주거나 '오줌싸개'라고 놀리면 안 된다. 이것은 야뇨가 있는 아이에게 절대로 해서는 안 되는 행동으로 놀리면 아이는 더 불안해진다. 예민한 아이는 수치심까지 느낀다. 자존감은 더 떨어지고 실수할까 불안한 마음에 증상은 더 악화된다. 부모는 아이가 실수했을 때 장난치거나 벌을 주는 것은 피한다. 이와는 반대로 실수하지 않았을 때 칭찬하고 자신감을 불어 넣어 주는 것이 더 좋은 방법이다.

한의학에서 야뇨증을 치료하기 위한 처방은 체력 보충을 우선으로 한다. 그리고 체질에 따라 방광의 기능을 떨어뜨리는 원인이 있다면 이에 맞는 처방도 함께 한다. 첫째, 방광 주위가 찬 아이들이다. 추운 날씨가 방광을 예민하게 하고 요의를 자주 느끼는 것처럼, 체질적으로 방광 주위가 찬 아이들은 소변을 오래 저장하지 못한다. 이런 아이들은 하복부를 따뜻하게 하는 한약을 함께 처방한다. 둘째, 긴장하거나 스트레스를 잘 받는 아이들이다. 방광도 근육이므로 아이가 긴장하게 되어도 방광이 수축하고 기능이 떨어진다. 셋째, 방광이 눌리는 문제로 예를 들면 변비가 있는 아이는 방광이 압박을 받는다. 이런 경우는 변비를 해결해 주어 방광이 눌리지 않도록 해야 한다. 이렇게 체질과 증상에 따라 체력을 돕는 한약이나 침 치료를 병행해주면 야뇨 증상이 개선된다. 한의학적인 치료의 장점은 근본적인 원인을 치료하기 때문에 치료 종료 후에는 다시 재발하지 않는 이점이 있다.

집에서 지켜야 할 것도 있다. 첫째, 늦게 저녁을 먹거나 과식은 피하자. 위장에 있는 음식으로 인해 방광이 눌릴 수 있다. 둘째, 잠자리 들기 2시간 전에는 수분이나 과일 섭취를 피하자. 야뇨가 있는 아이들은 밤에 소변량을 줄이는 능력이 완전하지 않다. 셋째, 낮 활동을 일정하게 하고 너무 피곤하지 않도록 돕는다. 갑자기 활동을 많이 해서 피곤하게 되면 밤에 깨기 힘들어 오줌이 마려운지 잘 느끼지 못할 수도 있다. 이런 것들을 지키면서 체질과 증상에 따라 치료하면 야뇨는 극복될 수 있다.

*** 키는 방광경을 닮았다.**

옛날에는 아이가 밤에 소변을 실수하면 아이 머리에 키를 씌우고 이웃집에 소금을 얻으러 보냈습니다. 여기서 키는 키, 몸무게 할 때 키가 아닙니다. 곡식에서 쭉정이나 불순물을 골라내기 위한 넓은 모양의 도구입니다. 아이가 키를 머리에 뒤집어 쓰면 모습이 눈 안쪽에서 시작해서 머리 꼭대기와 목과 등에 있는 척추 옆을 거쳐 다리까지 내려가는 경락 흐름과 비슷합니다. 이 경락이 바로 방광경입니다. 또 소금의 짠 맛은 오행 속성상 신장과 방광에 속합니다. 아이에게 충격을 주려고 했던 것은 잘못된 것이지만, 옛 어른들의 행동에는 방광과 신장을 자극하기 위한 의도가 숨어 있지는 않았을까요? 이유야 어쨌든, 야뇨증 있는 아이에게 마사지를 해주신다면 키 모양을 기억하세요.

성조숙증, 과도한 걱정은 금물

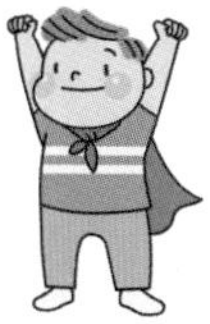

성장이 빠른 아이들이 있다. 지금은 또래 아이보다 키가 크지만 마냥 안심할 수 없다. 남들만큼만 크면 좋겠는데 덜 자라도 문제, 더 자라도 문제다. 방송과 매스컴은 이렇게 아이를 잘 키우고 싶은 부모의 마음을 이용한다. 그중 하나가 성조숙증이다. 성조숙증이 있으면 성장판이 빨리 닫히고 키가 크지 않을 수 있다고 위협한다. 이런 이야기를 들으면 현재 성장 속도가 빠른 아이의 부모는 마음이 불안하다. 지금은 키가 크지만 성조숙증으로 더 이상 키가 크지 않으면 어쩌나 하고 걱정하기 시작한다. 여러 매체에서는 초등학교 들어갈 무렵이 되면 성조숙증을 꼭 체크해야 한다고 부추긴다.

먼저 한 가지 짚고 넘어갈 것이 있는데 질환으로서의 성조숙증과 일반적으로 말하는 성조숙증은 다르다. 질환으로서의 성조숙증은 뇌에 종양이 있거나 다른 원인에 의해 성호르몬 분비가 증가되어 생긴다. 그래서 여자아이는 만 8세 이전, 남자아이인 경우 만 9세 이전에 사춘기 발현이 시작된다. 하지만 우리가 아는 성조숙증은 이렇게 심각한 경우가 아니다. 성호르몬 수치가 높기는 하지만 원인이 없다. 다만 사춘기가 다른 아이보다 조금 먼저 오는 것이다. 정상이라고 하는 범위가 예전 기준이라 현재의 생활환경과 식생활로 인한 요즘 아이들의 최근 변화를 반영하지 못한 것일 수도 있다. '조기 사춘기'가 맞는 표현이다. 하지만 '성조숙증'이라는 말이 좀 더 익숙하므로 아래에도 그대로 사용하겠다.

사춘기 발현이라고 하면 음모가 나타나고 여자아이인 경우 가슴이 발달하고 남자아이인 경우 고환이 커지는 것을 말한다. 이런 증상이 아니면 아직 사춘기가 시작된 것이 아니다. 머리에서 냄새가 심해지거나 여드름 같은 것이 생겼다고 사춘기가 시작된 것 같다고 하는 부모도 있다. 사춘기 때 보통 이런 현상이 나타나기 때문에 부모가 걱정하는 것은 이해할 수 있으나 이런 증상만으로 사춘기라고는 할 수 없다.

부모는 아이가 성조숙증으로 의심되거나 진단받으면 사춘기를 지연시키는 치료를 해야 한다고 듣는다. 얼핏 사춘기를 지연시키면 성장할 수 있는 기간이 길어지므로 아이가 좀 더 클 것으로 생각한다. 하지만 우리 몸은 생각대로 움직이지 않는다. 사춘기 기간은 늦춰지지만 치료를 하지 않았을 때보다 성장 속도가 확연히 떨어진다. 예상 신장 이상으로 키를 키우지 못한다. 그러므로 섣불리 사춘기를 늦추려고 하는 것보다 성장 속도가 떨어지는 원인은 없는지 찾아야 한다. 원인을 찾아 이를 개선하면 성장 속도도 좋아지고 성호르몬 수치도 떨어지는 경우가 많다. 사춘기 속도도 늦추고 키도 잘 크게 하는 일석이조 효과다. 타고난 기운이 약하거나 소화기가 약한 경우, 비염이나 호흡기 면역력이 떨어진 경우, 잠을 잘 못 자는 경우, 알레르기 등 원인이 무엇인지 진단하고 이에 따른 한약과 침 치료를 하면 도움을 받을 수 있다.

성조숙증 치료도 중요하지만, 우리 아이 사춘기가 언제 올지 예측할 수 있다면 미리 대비를 할 수 있다. 병원에 가서 검사를 받지 않아도 된다면 금상첨화이다. 아이들의 성장 패턴을 이해하여 사춘기가 오는 시기를 예측해 볼 수 있는 손쉬운 방법이 있다. 일정 기간마다 키와 몸무게를 재는 것이다. 아이가 태어나면 매년 체중이 늘어가는 속도에 비해 키가 크는 속도가 빠르다. 그래서 체질량지수(body mass index, 체중(kg)/키(㎡))를 계산하면 그 수치가 매년 작아진다. 그러다가 어느 순간부터 키가 크는 속도가 떨어지는 것에 비해 체중이 느는 속도가 빨라 진다. 체질량지수가 커지기 시작한다. 체질량지수가 줄어들다가 늘어나는 변곡점을 '지방되튀김(adiposity rebound)'이라고 한다. 이때 나이가 중요하다. 지방되튀김이 빠르면 사춘기도 빨리 오고, 늦으면 사춘기도 늦다. 평균이 만 6세이므로 이보다 빠르면 사춘기가 빨리 올 수 있다. 예를 들어 만 5세 되는 아이가 지방되튀김을 보인다면 좀 더 주의를 기울여야 한다.

지방되튀김 시기는 아이들의 체중과 지방의 증가와 관계가 있다. 아이들 체중과 지방은 함께 늘어난다. 아이들 지방 증가는 성인과 다르다. 성인은 지방세포 크기만 커지지만 아이들은 숫자도 늘어난다. 이 시기에는 지방세포 숫자를 줄이는 것이 힘들다. 지방세포에서는 성호르몬이 분비된다. 지방세포 숫자가 늘면 분비되는 성호르몬 양도 증가한다. 당연히 사춘기가 빨리 온다. 체질량지수가 높은 아이일수록 지방이 많고 지방되튀김 시기가 빨라 사춘기가 일찍 시작된다.

그러므로 성조숙증을 예방하려면 아이들 체중이 과도하게 증가하지 않도록 해야 한다. 체중을 과도하게 늘지 않도록 하려면, 첫째, 하루 세끼를 일정한 시간에 먹도록 한다. 아침을 거르지 않아야 폭식을 예방할 수 있다. 저녁 시간도 너무 늦어지지 않도록 주의한다. 둘째, 빨리 먹지 않도록 한다. 음식을 먹은 후 일정한 시간이 지나야 포만감을 느끼기 시작한다. 음식을 빨리 먹으면 필요 이상의 음식을 섭취하게 된다. 셋째, 텔레비전 시청이나 스마트폰 사용시간 줄이기이다. 텔레비전이나 스마트폰의 시각 자극은 식욕도 자극한다. 하루에 1시간 이내가 좋다. 넷째, 운동시간 늘이기이다. 하루 30분씩 일주일에 5일 또는 하루 50분씩 일주일에 3일 운동하기이다. 운동 강도가 낮은 걷기도 좋다. 아이 혼자 운동을 하라고 하면 실천하는 아이가 별로 없으므로 가족이 함께 하도록 하자. 마지막으로 잠자는 시간을 일정하게 하고 수면에 문제가 없는지 살피는 것은 기본이다.

또한, 성조숙증을 예방하기 위해서는 환경 호르몬 노출에 주의해야 한다. 환경 호르몬이란 우리가 사용하는 생활용품에 있는 화학물질로 몸에서 분비되는 진짜 호르몬과 비슷한 모양을 가지고 있다. 이들이 체내로 들어오면 호르몬 수치가 높다고 뇌를 착각하게 만든다. 결과적으로 호르몬 체계를 교란시키고 사춘기를 앞당긴다. 환경 호르몬을 줄이기 위해서는 플라스틱 대신 유리로 된 용기를 사용하고 샴푸나 바디워시 등 위생용품도 친환경 제품을 선택한다. 나무젓가락이나 스티로폼 등 일회용품 사용이나 인스턴트 음식 섭취도 줄이도록 하자.

자녀교육의 핵심은 지식을 넓히는 것이 아니라
자존감을 높이는 데 있다.

레프 톨스토이

part

5

똘똘이

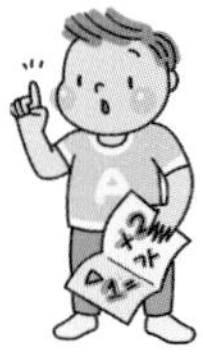

- 똘똘이
- 스트레스 신호, 틱(Tic)
- 알레르기 비염, 성인으로
- 산만한 아이 병이 아니다. ADHD

똘똘이

5~7세

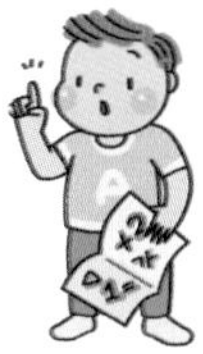

5살에서 7살까지는 아이는 '똘똘이'이다. 논리적으로 생각하면서 원리를 알아가는 사고 기능이 발달한다. 운동신경계, 소화기계, 대뇌변연계, 호흡기계의 발달에 이어 대뇌피질 그중에서 논리적 사고, 즉 이성을 담당하는 전두엽(frontal lobe : 대뇌반구 앞에 있는 부분으로 기억력, 사고력 등을 주관하고 다른 연합 영역으로부터 들어오는 정보 및 행동을 조절하는 기관)이 발달하는 시기이다. 많은 것에 대해 궁금해하고, 그에 따른 질문도 많아진다. 다양한 생각거리를 주고 궁금함을 충족시키면서 현명한 아이, 똘똘한 아이로 클 수 있게 도와주어야 한다.

운동기능도 몸의 각 부분이 조화롭게 움직일 수 있게 업그레이드된다. 5세가 되면 아이들은 훌라후프 돌리기 정도의 운동은 가능하다. 그러나 줄넘기를 시켜 보면 대부분 힘들어한다. 팔 따로, 다리

따로 놀면서 몸과 팔, 다리 운동의 밸런스를 맞추지 못한다. 그러던 아이가, 6~7세가 되면 손과 발 그리고 몸통의 각 부분을 조화롭게 전체적으로 통제하는 움직임이 가능해지면서 줄넘기를 할 수 있게 된다.

여러 감각을 함께 사용하는 통합적인 인식도 발달된다. 청각, 시각, 후각, 미각, 촉각을 같이 사용하면서 균형 잡힌 인식을 할 수 있게 된다. 주변 상황을 파악하는 것뿐 아니라 판단하고 행동하는 능력도 나아지고 충분히 생각하고 이성적으로 판단한다. 때로는 순간순간 분위기를 파악하면서 감성적으로 판단하기도 한다. 결정하고, 행동하고, 움직이는 모습들이 어른스러워지는데 통합하고 조율하는 마음의 기능이 발달하기 때문이다.

이즈음 아이들이 좋아하고 잘 하는 것들이 드러나기 시작한다. 말로 전달하는 것을 좋아하고 다른 사람들과 잘 어울리는 아이, 글로 표현하기를 좋아하며 혼자서 시간도 잘 보내는 차분한 아이, 상황을 '척'하고 직관적으로 잘 파악하는 아이, 다른 사람들의 감정 변화를 잘 파악하면서 분위기를 잘 맞추는 아이, 세밀하고 자세하게 주변을 살피면서 정보를 모으는 아이, 궁금한 것이 생기면 원리를 이해할 때까지 생각에 빠지는 아이 등등 다양한 모습이 보인다. 아이들은 좋아하는 것을 잘 하고 자기가 좋아하는 것을 하면 즐거워하고 효율도 좋다.

이렇게 아이들의 '좋아함'을 '잘함'으로, '잘함'을 '더 잘함'으로 이끌어 주는 역할을 부모가 해 줄 시기이다. 아이가 '무엇을 좋아하는지? 잘하는지? 잘할 수 있는지?'를 세심하게 살피며, 재능을 보이는 것이 있다면 칭찬하고 북돋아 주자. 어른이나 아이나 자기가 잘하는 것에 관심을 가지는 사람에게 마음을 열기 마련이다. 물론 좋아하지 않고, 잘하지 못하는 것들도 보인다. 잘하는 것보다 못하는 것이 많이 보이는 것이 당연한 나이이다. 그래도 좋아하고 잘하는 것을 찾아보자. 혹 아이가 잘하는 것을 발견하지 못했다고 해도 너무 조급해하지 말자. 아직은 어리다. 자라나면서 다양한 분야의 경험을 하다 보면 좋아하고 잘하는 것이 드러난다. 계속 관심을 가지고 아이들을 살피고 있으면 된다.

[체질] - 각자의 개성이 드러나는 것

이 시기에 각자의 스타일, 개성이 드러나기 시작한다. 왜 그런지 명확하게 설명은 되지 않지만 아이들은 모두 각자가 좋아하고 잘하는 것들이 있다. 그 좋아하고 잘하는 것이 비슷한 아이들을 자세히 살피면 공통점이 보인다. 생김새도 비슷하고 풍기는 분위기도 다르지 않다. 아플 때 보면 그 양상도 비슷하다. 좋아하는 음식도 비슷하고 좋아하는 멘트도 비슷하다. 이러한 각자의 성향은 태어날 때부터 타고난 것이다. 공통점이 서로 다른 아이들 사이에 우열은 없다. 그냥 그러한 것이고, 자연스러운 모습이다. 이러한 사람들의 비슷함과 다름을 체계적으로 분류하고 분석하고, 일상생활이나 질병의 발생과 치료에 적용하는 이론이 한의학에서 말하는 체질이다.

체질을 알면 아이의 눈높이에서 아이를 배려하는 육아를 할 수 있다. '내 속으로 난 자식'이라지만 부모와 아이의 체질이 전혀 다를 수 있다. 엄마 생각에 당연한 것이 아이의 입장에서 당연하지 않을 수도 있기 때문에 체질을 이해하면 육아, 교육에 있어 유연성이 생긴다. 아이들이 다양한 활동과 경험을 통해, 자연스럽게 좋아하고 잘하는 것들을 드러낼 수 있는 환경을 만들어 주자. 드러나는 각자의 개성과 특성을 인정해 주고, 간섭하고 조언하기 보다는, 기다리고 지지해 주자. 체질을 육아에 활용하는 팁이다.

[학습] - 공부는 언제부터?

'언제부터 공부를 시켜야 할까?', '과연 어떤 공부부터 시작해야 할까?' '영어공부는 언제부터 시킬까?' 많이 궁금해한다. 물론 이 시기에 사고 기능이 발달한다. 원리를 찾는 학습이라면 이때부터가 적기라고 할 수도 있다. 그러나 학습이나 공부의 범위를 확대해 보면, 태어나면서부터 다양한 형태의 배움이 시작된다. 돌 미만의 아이들이 낮에 운동하고 밤에 자는 하루의 리듬을 잡는 연습을 하는 것은 그 시기의 공부이고, 방바닥을 기어 다니면서 여기저기를 탐험하는 것도 그 시기의 배움이다. 세 살짜리 아이는 적절하게 자기의 감정을 표현하면서 의사소통을 하는 공부를 한다. 아이들의 공부와 학습은 이처럼 그 시기에 필요한 기능을 도와주는 것이다.

그러나 더 일찍 원리를 깨치는 학습을 시작하면 잘할 것 같은 생각이 드는 것이 부모의 마음이다. 조금 시켜 보았는데 아이가 잘 이해하고 따라온다면 가르치는 것에 대한 욕심이 나기도 하고 똑똑하다고 소문난 다른 아이와 비교하면 조바심이 나기도 한다. '공부와 학습을 언제, 어떻게 시켜야 하는가?'에 대한 정답은 없다. 주어진 상황에 따라 다르다. 그래도 몇 가지는 염두에 두자.

첫째, 감성이 발달하는 만 3세 전후의 시기만큼은 학습보다 놀이와 감정의 교류에 도움이 되는 활동을 하자. 정보가 소비되는 스마트 시대에는 지식보다는 사람의 태도, 즉 인성과 감성이 더 많은 기회로 작용한다. 둘째, 무언가를 가르치면서 학습을 시킬 때에는 항상 아이의 반응을 살피면서 아이의 템포에 맞추자. 아이의 속도에 맞춰서 늦추거나, 멈추거나 계속하거나 하면 된다. 셋째는 아이들이 잘하고 관심을 갖는 것은 다양하다는 것을 기억하자. 공부뿐 아니라 음악이나 미술, 체육 등 다양한 분야를 살피고 잘하고 좋아하는 것을 찾아서 도와주자.

[틱(tic) ,학습 스트레스 때문] - 스트레스의 증거, 틱 편

별 이유 없이 눈을 자꾸 깜박거리거나, 코를 움찔하기도 하고 어깨를 반복해서 들썩이는 아이들이 간혹 보인다. 본인은 눈이나 코가 가렵거나 어깨가 답답하다고 하지만 잘 살펴보면 관계가 있는 것 같기도 하고, 그냥 그러한 동작을 하는 것 같기도 하다. 또 어떤 아이는 코로 '킁킁' 소리를 내거나 목에서 가래를 넘기는 '음음' 소리를 내기도 한다. 마찬가지로 코가 답답하고 목에 무언가 걸려 답답하다는 표현을 하지만 그래 보이기도 하고 아닌 것 같기도 하다. 심리적인 요인이 관련되어서 이런 반복적 동작이 나타나면 틱(tic)이라고 하고 소리를 동반하면 음성틱 또는 뚜렛장애(Tourette's disorder)라고 한다.

이러한 증상들은 반복되는 스트레스 상황에서 '나 힘들어요, 나 좀 봐주세요.'라는 신호를 보내는 것으로 시작되어, 그 상황이 해결되지 않으면 지속된다. 일반적으로 초등학교 1, 2학년 정도의 아이들에게 나타나는데, 요즘은 6~7세 정도의 아이들에게서도 꽤 보인다. 과연 이 또래의 아이들에게 지속되면서 피할 수 없는 스트레스 상황은 어떤 것이 있을까? 공부나 학습과 관련되는 경우가 가장 많은 듯하다. 아직 논리적인 사고가 발달되지 않은 아이에게 반복되는 학습은 힘들 수 있다. 하지만 '공부는 힘들어도 꾸준히 하고 견디고 넘어가야 하는 것'이라고 엄마는 계속 이야기한다. 아이는 힘들어도 그만두거나 쉬고 싶다는 말을 못 한다. 그냥 해야만 한다. 이런 상황이 반복되고 지속된다면 틱에 이르게 된다. 치료가 필요하며 한의원을 찾아 치료받는 것이 효과적이다.

[알레르기성 비염] - 알러지성 비염 편

'에취' 하면서 맑은 콧물을 밖으로 쏟고, 코를 비비며 간지럽다고 힘들어하는 아이들이 보인다. 외부의 자극에 대한 과민 반응으로 맑은 콧물, 재채기, 가려움증의 증상이 나타나는 알레르기성 비염 환자들이다. 경우에 따라 코막힘이나 눈 주위의 가려움을 호소하기도 한다. 알레르기(또는 알러지)는 외부의 자극 물질인 알레르겐에 대한 우리 몸의 과민 반응이다. 이러한 과민 반응이 피부에서 나타나면 아토피 피부염, 기관지에서 반응하면 쌕쌕거리는 알레르기 천식이 되고, 코에서 반응하면 알레르기성 비염이 된다. 어릴 때는 주로 피부나 기관지 증상이 나타나고 6~7세에 코 증상으로 나타나는 경우가 많다. 이렇게 과민 반응이 자라면서 그 부위가 바뀌는 것을 알레르기 행진(Allergic march)이라고 한다. 평소에 비염, 축농증이 있어서 코가 편치 않던 아이들에게도 자주 나타나는 경향이 있다.

알레르기 반응, 즉 과민 반응을 일으키는 여러가지 요인에 대한 검사를 하고 접촉을 피하게 하는 회피 치료를 한다. 그러나 원인이 될 수 있는 모든 것들에 대한 검사가 불가능하고, 접촉을 완벽하게 차단하기도 어렵다. 그래서 여러가지 요인들에 반응하는 힘들고 지친 몸을 치료해서, 비슷한 자극에도 덜 반응하고 너그럽고 여유로운 몸과 마음을 만들어 주어야 한다. 이러한 치료에 한의학적인 방법이 좋다.

[산만한 아이인가, 과잉행동 장애 증후군일까?] - ADHD 편

가만히 있지 못하고 항상 부산하게 움직이는 아이들이 있다. "우리 아이가 너무 산만해요. 집에서는 물론이고 유치원에서 수업을 할 때도 집중하지 못하고 딴짓을 하고 있다고 하네요. 과잉행동 장애 증후군인 것 같아 걱정되서 왔어요."라고 하면서 엄마와 함께 한의원을 찾는다. 수업 시간에 돌아다니면서 다른 아이들에게 피해를 줄 정도라면, 집중을 못 하고 산만하다면 과잉행동 장애라는 진단을 하기도 한다. 하지만 자세히 진찰을 해보면 과잉진단이 많다.

아이들은 원래 양의 기운이 많은 순양지체(純陽之體)여서, 활동적이고 바깥에서 움직이는 것을 좋아한다. 가만히 있는 것이 오히려 이상하다. 산만해 보이더라도 정도가 심하지 않다면 괜찮다. 그리고 자기가 흥미를 가지고 있는 것이나 재미있는 것 말고는 긴 시간 집중하지 못하는 것은 당연하다. 원래 그러한 것이 정상이다.

아이들은 피로하고 컨디션이 떨어지면, 어른들과 달리 기운이 빠지고 쳐지기보다는 업(Up)되어서 과잉행동을 하는 경향이 있다. 떼도 더 늘고, 더 활동하고 움직이려고 하는데 순양지체라는 특징과 관련이 있고, 양의 기운이 떠서 그런 행동이 나타난다. 아이가 흔히 과잉행동 증후군이라고 하는 산만하고 집중하지 못하고 때로는 공격적인 행동 등을 보인다면 '체력적으로 피곤해서 면역력이 떨어지지 않았는지?'를 우선 체크해 보아야 한다. 그리고 그러한 행동을 하는 상황들에 대한 정확한 평가를 하는 것이 필요하다. 정말 재미가 없어서 그럴 수도 있다. 또 다른 상황에서는 집중도 잘 하고, 행동도 잘 조절하는 모습을 보이기도 한다.

면역력이 떨어져서 행동이 과잉된 상태를 한의학에서는 음의 기운이 모자라서 양의 기운이 뜬다고 한다. 보통의 아이들은 대변이 딱딱해지고, 아침에 못 일어나고, 짜증이 느는 신호를 보낸다. 아이가 이런 증상과 함께 산만하고 집중력이 부족한 모습을 보인다면 한의원을 먼저 찾아 몸 상태를 살피고 음의 기운을 보충해 주는 치료가 효과적이다.

만6~7세가 되면 출생 이후 발달 되어 왔던 대부분의 기능들이 서툴지만, 어른과 비슷한 수준으로 완성되어 간다. 가장 마지막으로 이성적인 사고능력이 자리 잡으며 모자이크의 마지막 퍼즐이 맞춰지듯 여러가지 기능들의 조화로움이 드러난다. 각자의 개성이 드러나기 시작하므로 이제는 아이가 잘 하는 것, 좋아하는 것에 집중할 때이다.

아이가 각자의 향기를 맘껏 내뿜을 수 있도록 도와주려면, 아이의 특성을 잘 이해해야 한다. 이러한 아이들의 다름을 설명하고 실질적인 도움을 줄 수 있는 것이 바로 '체질의학'이다. 이러한 지혜를 가지고 아이를 바라본다면, 타고난 성향과 개성을 충분히 발휘할 수 있도록 도와주는 육아에 다가길 수 있을 것이다.

〈연령별 발달 단계〉

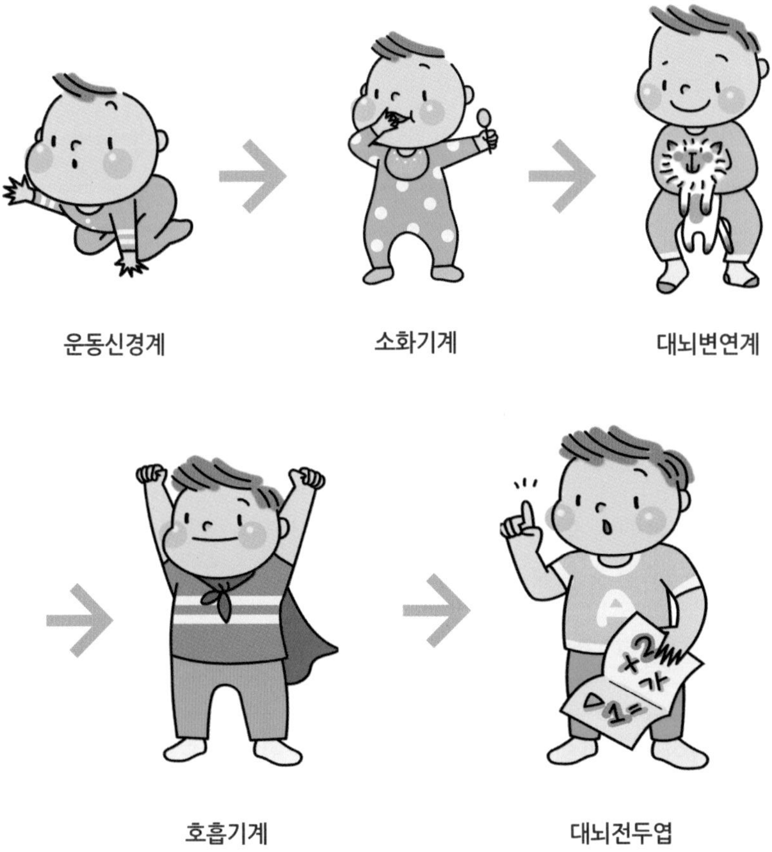

스트레스 신호, 틱(Tic)

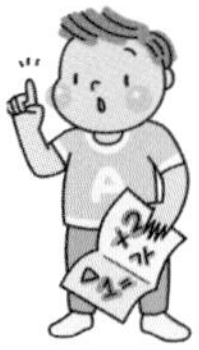

틱(Tic)은 아이가 힘들다고 보내는 구조 신호다. 하지만 부모는 아이가 보내는 신호의 실제 의미를 잘 알아 차리지 못하고, 눈에 보이는 증상만 걱정한다. 아이 자신도 의식적으로 하는 것이 아니라서 자기가 어떤 행동을 하는지 잘 모른다. 멈추려고 해도 멈출 수가 없다. 눈을 깜빡이거나 코를 찡긋거리고, 목을 옆으로 돌리거나 어깨를 들썩이는 운동 틱을 보이는 아이도 있고, 어떤 아이는 코와 목에 무엇인가 걸려 있는 것처럼 '킁킁'거리거나 '음음' 소리를 내는 음성 틱이 나타나기도 한다. 운동 틱과 음성 틱이 동시에 생기는 아이도 있다. 이는 틱을 처음으로 보고한 의사 이름을 따서 뚜렛장애(Tourette's disorder)라고 한다.

틱은 학습과 관계있을 때가 많다. 6~7세의 아이들에게 학습은 어렵다. 아직 논리적인 사고가 완전히 발달되지 않아 공부한 내용을 이해하는데 시간이 걸리기 때문이다. 또 집중 시간이 짧은 아이들에게 있어 비슷한 내용을 반복하는 공부는 지루하다. 그래서 그날 배운 것을 자기 것으로 소화할 수 있는 시간과 함께 적당한 휴식 시간이 필요하다. 하지만 요즘 아이들은 해야 할 것들이 많다. 쉴 시간이 없다. 이전에는 틱을 '초 1병'이라고 했다. 유치원에서 초등학교로 넘어가면서 공부할 것들이 많아지면서 틱 증상이 많이 나타나는 것을 보고 지칭한 말이다. 최근에는 입학 전 6~7세 아이들에게도 자주 보인다. 공부나 해야 할 것들이 늘어 아이에게 부담으로 작용하는 것을 원인으로 본다.

여기에 모든 것을 완벽하게 하고자 하는 부모의 육아 방식은 불난데 기름 붓는 격이다. 이런 부모는 성격상 본인의 것도 꼼꼼히 계획하고 정해진 시간표에 따라 일을 수행한다. 문제는 부모의 규칙, 즉 어른의 방식으로 아이에게 요구한다는 점이다. 아이가 해야 할 일을 정하고 흐트러짐 없이 진행해야 안심이 된다. 이와는 달리 이 시기의 아이들은 부모의 바람과 반대인 경우가 대부분이다. 상상하기를 즐기고, 하고 싶은 대로 하는 것을 좋아한다. 계획이라는 것은 없다. 부모가 봤을 때는 어디로 튈지 모른다. 학습 계획은 부모가 짠 것일 뿐 아이 것이 아니다. 부모가 아이들을 무리하게 끌어당기고 있지는 않은지 살펴야 한다.

반대로 틱 증상이 스트레스와 관련이 있다고 해서 학교나 학원 숙제 등 아이가 해야 할 일을 모두 그만두도록 해서도 안 된다. 이것은 아이를 온실의 화초처럼 과잉보호하고, 아이 스스로 해결해 보려는 시도조차 차단해 버리는 것이다. 게다가 아이를 의존적으로 만든다. 조금만 힘들면 부모가 나서주기를 바라고 정작 본인은 아무것도 하지 않으려고 하며 점차 아이를 무기력하게 만든다. 아이와 대화를 통해 해야 할 것을 같이 정하고, 정기적으로 잘 지키고 있는지 확인한다. 이 때 '해야 할 일'은 아이가 할 수 있을 수준으로 정해야 이를 잘 해냈을 때 아이도 성취감을 느낄 수 있다. 그렇게 조금씩 목표를 이루어냄으로써 좀 더 복잡하거나 힘든 일도 도전할 수 있다.

틱 증상을 보이는 아이 부모 중에는 억울함을 호소하며 본인은 아이에게 스트레스를 주지 않으려고 노력했다고 항변한다. 이런 경우 아이 상태를 체크해 봐야 한다. 스트레스를 이겨내는 능력은 아이들마다 다르기 때문에 조그만 자극에도 유리 같이 깨지기 쉬운 아이도 있고, 더 큰 자극에도 단단한 아이가 있다. 같은 스트레스에도 어떤 아이는 잘 견디지만 어떤 아이에게는 치명적이다. 이중 가장 먼저 살펴야 할 것은 역시 아이의 체력이지만 피로는 틱 증상을 악화시키므로 한의학적인 치료가 도움이 된다. 한약은 떨어진 체력과 면역력을 끌어 올려 제 컨디션을 유지하도록 돕는다. 아이가 본격적인 학습을 시작하는 초등학교 때 보약을 먹이면 여러 면에서 효과를 볼 수 있다.

또 한의학적으로 볼 때 스트레스를 유발하는 불안과 두려움은 심(心)과 신(腎)의 기능을 약화시키므로 이 장기를 강화시키면 스트레스를 이겨내고 틱 증상 개선에 도움이 된다. 아이마다 약한 기운이 다르므로 체질과 증상에 맞도록 처방한다. 틱 증상 호전에 도움이 되는 혈자리도 있다. 이 혈자리는 머리 정수리와 눈 주위, 인중, 아랫입술 밑, 가슴 부위에 위치해 있다. 이들은 몸에 흐르는 주요 경락의 시작점이거나 끝나는 지점으로 옆의 그림에서 설명한 혈자리에 침치료를 하는 것도 좋고, 집에서 손으로 두드려 자극해 주는 것만 해도 아이가 가지고 있는 불안과 스트레스를 없애는데 도움이 된다.

집에서 지켜야 할 것으로는 첫째, 해가 뜨고 지는 시간에 따라 수면 시간을 조절하는 것이다. 우리 몸속 생체시계를 조절해주면 체력과 면역력을 향상시킬 수 있다. 둘째, 스마트폰과 텔레비전 시청 시간 조정이다. 스마트폰과 텔레비전은 화면이 빨리빨리 전환되기 때문에 뇌를 흥분시키고 지루함을 참을 수 없게 한다. 하루에 사용시간을 1시간 이내로 하고, 잠자리에 들기 3시간 전부터는 제한한다. 셋째, 아이에 맞는 학습과 운동 계획 세우기이다. 이는 아이가 지킬 수 있는 수준으로 해야 하며 계획을 세울 때부터 아이를 참여시키고, 잘 해냈을 때 응원과 지지를 한다. 적당한 운동은 스트레스 해소에 도움이 된다. 막막하게만 생각되었던 틱 증상은 적절한 치료와 생활 관리를 통해 호전될 수 있다.

〈틱 증상 호전에 도움되는 혈자리〉

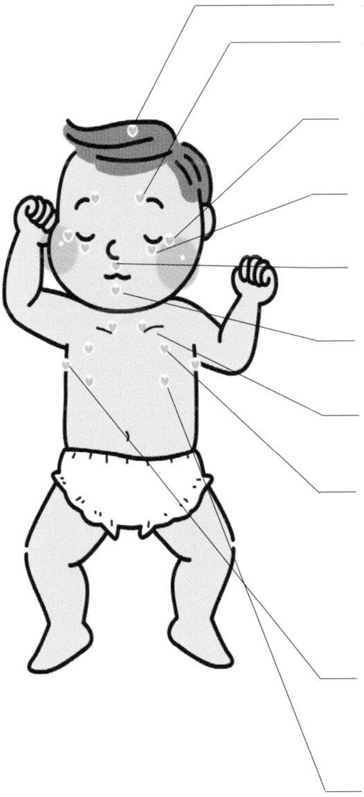

- **백화**(정수리)
- **눈썹**
  눈썹의 안쪽 끝
- **눈옆**
  눈가 바깥쪽
- **눈밑**
  눈 아래 2.5㎝지점
- **코밑**
  코와 입술 중간지점
- **입술아래**
  아랫입술과 턱의 중간지점
- **쇄골**
  흉골 위 오목한 부분 아래로 2.5㎝ 부위
- **가슴 압통점**
  흉골 위 오목한 부분에서 아래로 7.5㎝ 내려가고 옆으로 7.5㎝ 벗어난 지점
  (양 유두 위의 가슴 부분을 넓게 만져서 아픔을 느끼는 지점)
- **겨드랑이 아래**
  옆구리 가운데를 지나는 가상의 수직선이 유두를 지나는 수평선과 만나는 지점
- **명치 옆**
  유두 아래 2.5㎝ 부위(여자들의 경우, 브래지어 유방부분의 하단 가장자리가 가슴과 만나는 곳)

알레르기 비염, 성인으로

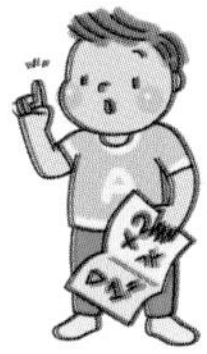

요즘 코 상태가 좋은 아이를 찾아보기 힘들다. 이러다가 모든 아이들이 비염이 생기지 않을까 걱정이 될 정도다. 특히 알레르기 비염이 있는 아이들은 감기 등 특별한 호흡기 질환이 없는데도 흐르는 콧물로 고생한다. 코를 풀어도 콧물은 멈추질 않는다. 휴지통에는 코 푼 휴지가 산더미처럼 쌓인다. 계속 코를 풀어야 하니 도서관 같은 공공장소에서는 옆 사람 눈총을 받는다. 그 외에도 코가 막혀 잠도 설치고, 코가 가려워 연신 코를 비비는 등 불편한 것들이 많다. 재채기를 할 때는 다른 사람에게 피해를 입히지 않는지 항상 눈치를 봐야 한다.

알레르기 비염은 다른 비염과 증상은 비슷하지만 알레르기 반응이 원인이라는 점이 다르다. 원래 우리 몸은 외부에서 적(항원)이 침입한 것을 감지하면 아군(항체)을 보내 방어하는 시스템을 가지고 있다. 이것이 항원-항체반응이다. 그런데 한 개 부대만 침입했는데 10개, 100개 부대의 적이 침입한 것으로 잘못 인식한다. 이들 모두를 소탕하기 위해 아군이 가지고 있는 화력을 모두 쏟아 붇는다. 시스템 이상으로 생긴 과잉대응이다. 이렇게 알레르기 반응은 과도한 항원-항체반응으로 발생한다. 이러다 보니 알레르기 비염이 있는 아이들 몸에서는 예상하지 못했던 염증 반응들이 나타난다. 지속적인 콧물, 재채기, 코막힘 등이 그것이다.

대체로 알레르기 비염은 다른 알레르기 질환 중에 가장 늦게 나타난다. 만 2세까지는 피부에서 태열이나 아토피성 피부염이, 3~4세에는 호흡기에서 기관지천식이, 그리고 학령기가 되면서 알레르기성 비염이 생긴다. 연령이 증가하면서 알레르기 질환이 연이어 생기는 것을 알레르기 행진이라는 말로 표현한다. 알레르기 비염은 알레르기 질환 중 가장 마지막으로 나타나는 것이기도 하지만, 대부분 성인으로 이어진다. 중고등학교 때까지 고생하다가 성인이 되면서 좋아지는 듯 하더니 과중한 업무, 스트레스, 출산 등으로 다시 나타나는 경우도 많다. 마지막이 아니라 새로운 시작이다.

알레르기 비염이 의심되면 다른 알레르기 질환처럼 검사를 받는다. 검사를 통해 알레르기를 일으키는 항원을 찾고, 될 수 있는 한 항원과의 접촉을 피해 증상을 줄이기 위함이다. 이전 글[아토피, 알레르기 행진]에서 밝힌 대로 원인 항원을 찾는다고 해도 이들과의 접촉을 완벽하게 차단하기란 사실상 불가능하다. 게다가 알레르기 비염을 일으키는 원인으로 지목되는 것에는 항원만 있는 것이 아니다. 다양한 환경적인 요소들이 복합 작용한다. 제왕절개 출산 비율 증가, 모유 수유 감소, 식습관의 변화로 신선 제품 섭취 감소, 더운 실내, 외부 운동량 감소, 대기 오염 증가, 자율신경계 불균형(교감신경 항진) 등이 모두 원인으로 지목된다. 항원만 피한다고 알레르기 증상이 100% 없어지는 것은 아니다.

알레르기 질환에 처방하는 대표적인 약물이 항히스타민제이다. 항원-항체 알레르기 반응으로 인해 히스타민과 같은 부산물이 발생한다. 항히스타민제는 히스타민을 억제한다는 뜻의 이름에서와 같이 히스타민을 줄여 알레르기 반응을 줄이는 효과가 있다. 이런 효과로 알레르기 비염 증상 중 콧물, 재채기 증상을 줄인다. 증상을 바로 완화시킬 필요가 있을 때는 유용하지만 부작용도 고려해야 한다. 처음에 나온 1세대 항히스타민제가 졸음을 유발해 알레르기 비염약만 먹으면 아이들이 잔다고 하는 부작용이 있었다. 이를 개선한 2세대 항히스타민제는 어느 정도 안심할 수 있다고는 하지만 여전히 항히스타민제가 치매와 같은 정신신경계 질환과 관련이 있을 것이라는 연구 결과들이 계속 발표되고 있기 때문에 주의를 늦춰서는 안 된다. 항히스타민제 뿐만 아니라 다른 약도 조심해야 한다. 미국 식품의약국이 알레르기 질환에 자주 처방되는 한 약물인 '싱귤레어'

복약 설명서에 경고 수준을 최고 수준으로 높이도록 했다는 기사가 발표되었다. 우울증, 초조, 수면장애, 자살 생각, 자살 기도 같은 신경정신과 증상의 위험성이 높아질 수 있다는 문구를 삽입해야 한다. 이 약은 항히스타민제와 같이 알레르기 질환에 자주 처방되고 오래 복용해도 안전하다고 했던 것이다.

항히스타민제와 같은 약물은 증상을 완화시킬 뿐이며 근본적인 치료방법이 아니다. 보다 근본적으로 접근하는 방법은 우리 몸의 면역력을 높여 주는 것이다. 면역력을 높이면 불필요하게 나타나는 알레르기 반응을 줄이고 약물 복용도 끊어 갈 수 있다. 면역력을 높이는 가장 효과적인 방법은 장을 튼튼히 하는 것이다. 장에는 우리 몸의 면역세포 중 70% 이상이 분포해 있다. 게다가 장에 있는 몸에 좋은 세균이 알레르기 질환뿐만 아니라 비만, 암, 과민성 장증후군, 치매 등 다양한 질병 예방 및 치료와 관련이 있다고 알려져 있다. 몸에 좋은 유익균이 잘 살 수 있도록 돕는 것이 면역력을 높이는 첫걸음이다. 그러기 위해서는 첫째, 이들이 생존하는데 필요한 먹이가 되는 식이섬유가 풍부한 음식을 많이 섭취한다. 둘째, 다양한 유익균을 공급할 수 있는 유산균제나 발효음식 섭취를 늘린다. 마지막으로 적당한 운동과 규칙적인 생활을 통해 유익균이 잘 살 수 있는 환경을 조성해 주는 것이 필요하다.

자세도 중요하다. 자세가 알레르기 비염과 무슨 관련이 있느냐고 의문이 들겠지만, 목 뒤에 있는 근육은 코와 눈 주변 근육과 관련되어 있다. 머리 뒤쪽에서 내려가다 보면 두개골이 끝나는 지점을 쉽게 찾을 수 있다. 눌렀을 때 뼈 때문에 단단하다가 근육이 만져지는 곳이다. 두개골과 척추가 만나는 곳 바로 옆에 있는 근육에 가만히 손을 대고 눈을 원을 그리면서 굴려 보자. 손을 대고 있는 안쪽에서 근육이 움직이는 것을 느낄 수 있다. 목 뒤 근육과 코와 눈 주변 근육이 관련되어 있다는 증거다. 목 뒤 근육이 긴장이 되면 코와 눈 주변 근육에 불균형을 초래하고 알레르기 비염 증상을 악화시킨다.

예전에 비해 걷는 시간이 현저히 줄면서 종아리 근육이 긴장된 아이들이 많다. 이런 아이들에게 재래식 변기에 앉는 것처럼 쪼그리고 앉아 보라고 하면 중심이 앞으로 쏠리면서 앉아 있기 힘들어한다. 종아리 근육의 긴장으로 발바닥 아치가 거의 없는 기능성 평발이 생기고, 골반이나 체형의 변화가 생긴다. 이로 인해 목 주변 근육까지도 긴장시킨다. 또 학령기가 되면서 해야 할 공부가 많아지고, SNS를 하거나 동영상을 보느라 스마트폰 시간이 늘어난다. 이와 함께 고개를 숙이고 있는 시간도 점점 늘어난다. 이런 자세로 목 뒤 근육이 긴장된다. 그러므로 알레르기 비염 증상 개선을 위해서는 아이와 상의하여 스마트폰 사용시간을 정하고, 매일 꾸준히 적당한 운동과 스트레칭으로 긴장된 근육을 풀도록 도와주어야 한다.

한의학적인 치료도 알레르기 비염 증상 개선에 도움이 된다. 특히 한약은 부작용 없이 면역력을 향상시킬 수 있다. 몸에 좋은 유익균이 잘 살 수 있는 환경을 조성해 줄 수 있고, 면역력을 떨어뜨리는 소화나 수면문제, 피로, 기력 저하 등을 해결해 면역력을 높일 수 있다. 침치료도 도움이 된다. 긴장된 근육을 풀어 자세가 좋아지도록 도울 수 있을 뿐만 아니라 항진된 교감신경을 안정시키는데 도움이 된다. 이러한 한의학적인 치료는 알레르기 증상이 갑자기 발생했을 때 빠르게 안정시키는데도 도움이 될 뿐만 아니라, 치료를 오래 했음에도 증상이 계속될 때도 도움이 된다.

산만한 아이 병이 아니다

ADHD

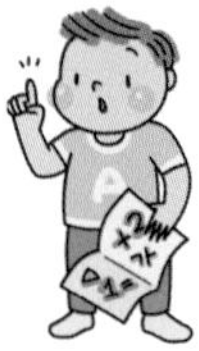

부모라면 누구나 우리 아이가 잘 자랐으면 하는 바람이 있다. 또한, 부모가 가지고 있는 아이들에 대한 기대는 산만한 아이들이 보이는 행동은 아닐 것이다. 이런 아이들은 공부와 같이 오랜 시간 동안 반복적으로 해야 하는 일에 흥미를 느끼지 못한다. 다른 자극에 쉽게 주의가 분산되어 산만해진다. 조용히 앉아 있어야 할 상황에 지나치게 돌아다니고 손발을 가만히 두지 못한다. 자기 차례까지 기다리는 것을 힘들어하고, 다른 사람들이 대화나 게임을 하고 있으면 방해하는 행동을 보이기도 한다.

산만한 아이의 부모는 본인들의 아이가 평균적인 아이들이 보이는 행동과는 다르기 때문에 병이 있는 것으로 여기고 빨리 고쳐야 한다고 생각한다. 남들과 다르면 문제가 있을 것이라고 생각하는 경향은 주위 사람들도 마찬가지다. 유치원이나 학교 선생님들은 우리 아이의 행동 때문에 다른 아이들이 힘들어하고 단체생활에 방해가 된다고 말한다. 조심스럽지만 은근히 치료가 필요하다고 이야기 하는 경우도 있다. 처음 본 낯선 어른이 아이의 행동을 우연히 보고 참견하는 경우도 있다. 부모가 버릇없이 아이를 키워서 이런 행동을 하게끔 했다고 하거나 ADHD(Attention Deficit Hyperactivity Disorder, 주의력결핍 과잉행동장애)가 아닌지 확인해보라고 한다. 이러한 주위의 따가운 시선은 부모를 더욱 압박하고 어떻게든 빨리 아이의 증상을 없애주고 싶다고 느끼도록 만든다.

큰마음 먹고 방문한 병원에서는 아이의 증상이 드러나지 않는 데에만 초점을 맞춘다. 부모의 요구에 맞추다 보니 ADHD가 아닌데도 치료가 시작되는 경우도 많다. ADHD 치료제는 노르에피네프린이나 도파민 같은 신경전달 물질을 조절해주는 역할을 한다. 이들 물질은 집중력과 관련이 있다. 그래서 치료제를 복용하면 증상이 좋아진다. 이와 함께 약물 의존성이 없다는 것도 장점으로 꼽으며 약물치료가 꼭 필요하다고 주장한다. 하지만 부모들은 치료제를 복용하는 상당수의 아이들에게서 불면증과 같은 수면장애나 식욕부진 같은 부작용이 나타날 수 있는 것에 대해서는 설명을 듣지 못한다. 이런 증상은 대부분의 질병 회복에서 나타나는 현상과는 정반대다. 증상이 개선되고 병이 나아지면 잠이나 식욕은 좋아지는 것이 일반적인 현상인데, 반대로 나타난다면 정말 치료제가 아이의 증상을 개선시키는 것인지 의심스럽다. 게다가 1,000명 당 1명 꼴로 소수기는 하지만 환청, 환각 등 심각한 이상 증상을 보이는 경우도 있다는 보고도 있다. 모두 약물치료를 주저하게 하는 요인들이다.

산만한 증상을 보인다고 ADHD로 과도하게 진단되는 것은 경계해야 한다. 아이들의 산만함은 뇌로 들어오는 정보량에 비해 이를 처리하는 능력이 따르지 못하는 불균형으로 인해 발생한다. 뇌로 들어오는 자극이 너무 많다. 보통 아이들이 보거나 느끼는 것이 아닌 다른 자극에도 관심이 쉽게 분산된다. 무언가를 하고 있으면서도 주위에서 발생하는 조그만 소리에도 집중력이 흐트러진다. 이 때문에 산만하다는 이야기를 많이 듣는다. 반면 이런 자극에 대해 어떻게 반응해야 하는지, 처리능력은 현저히 떨어져 있다. 뇌 부분 중 전두엽은 뇌의 가장 앞쪽 부분으로 외부로부터 들어오는 자극을 종합하고 판단해서 어떻게 행동을 해야 하는지 결정을 하는 곳이다. 이런 아이들의 전두엽에 있는 대뇌피질 두께가 상대적으로 얇은 것은 전두엽 부분에 신경회로가 덜 발달되었다는 증거이다. 집중력을 높여 자극은 조금 줄이고, 신속히 판단하고 행동하도록 도와주어야 한다.

산만함을 줄이기 위한 방법 중 가장 좋은 첫 번째는 운동이다. 운동은 집중력을 높이고, 저하된 전두엽을 자극하여 처리능력을 높이기 위한 가장 좋은 방법이다. 두 마리 토끼를 모두 잡을 수 있다. 운동은 여러 기관의 협업이 필요하다. 이를 통해 운동이 인지능력이나 집중력 등 호전에 도움이 된다는 것은 많은 연구를 통해 이미 밝혀졌다. 유산소 운동이든 무산소 운동이든 상관없다. 이런 연구들뿐만 아니라 올림픽 역사상 금메달을 가장 많이 획득한 수영 황제 마이클 펠프스에 관한 이야기도 잘 알려져 있다. 그는 어렸을 때 ADHD가 있었던 것으로 유명하다. 운동으로 ADHD를 극복한 좋은 예이다.

두 번째는 스마트폰 사용 줄이기이다. 의외로 많은 부모들이 산만한 아이에게 스마트폰을 보도록 허용하는 경우가 많다. 아이가 스마트폰을 보고 있으면 잠시나마 관심을 보이고 과잉행동을 보이지 않기 때문이다. 다른 것에 비해 스마트폰을 오래 보고 있기 때문에 집중력이 좋아지는 것으로 오해하는 경우도 있다. 하지만 실상은 정반대이다. 스마트폰에서 시시각각으로 변하는 영상과 소리는 아이의 뇌를 과도하게 자극하고 있다. 집중력을 계속 분산시킨다. 그러므로 이전 글에서 밝힌 스마트폰 사용 원칙을 꼭 지켜야 한다

(스마트 1, 2, 3편 참고)

세 번째는 아이들의 마음을 잘 헤아려야 한다. 아이들은 우리가 관심을 두지 않은 것까지 잘 알아낸다. 다른 사람의 감정을 읽어내는 능력자이기도 하다. 그러다 보니 주위 어른들에게서 본인의 행동을 불편해 하는 표정을 쉽게 발견한다. 말은 괜찮다고 하면서 목소리는 괜찮아하고 있지 않음을 느낀다. 자기가 하는 행동에 자신감이 떨어진다. 자기가 하는 행동에 대해 다른 사람들이 어떻게 생각할까

불안하기까지 하다. 부모뿐만 아니라 주위 어른 모두 진심으로 아이의 상태에 대해 이해하고 기다려 주는 노력이 필요하다.

한의학적으로 볼 때 아이들은 원래 양의 기운이 강하고 음의 기운이 약한 순양지체(純陽之體)이다. 양의 기운이 강하면 활동량도 많다. 게다가 큰 활동량은 체력을 많이 소모시켜 피곤하게 만들고 활동량이 줄 것 같지만 대부분의 아이들은 반대다. 몸을 많이 움직이면 음의 기운을 더 많이 소모하여 양의 기운이 상대적으로 커지기 때문이다. 조금만 산만해 보여도 많은 아이들이 ADHD가 있는 것으로 오해를 받는 이유다.

아이들의 산만한 증상 개선에 한약치료도 도움이 된다. 한약으로 기운을 조절해서 음과 양이 서로 균형을 이루도록 도우면 증상을 완화시킬 수 있다. 양의 기운이 세다고 무조건 양의 기운을 억누르는 처방을 하지 않는다. 성장하려는 기운도 함께 약해질 수 있기 때문이다. 그래서 주로 음의 기운을 도와 음양의 기운을 조화롭게 한다. 이러한 한의학적인 치료 원칙은 아이의 특징을 고려해 치료하는 방법으로 부작용도 없고 효과가 좋은 근본 원인 치료의 한 방법이다.

육아 건강 리듬 체질

Q&A

질문&응답

<Q&A> 두 선생님께 물어보세요.

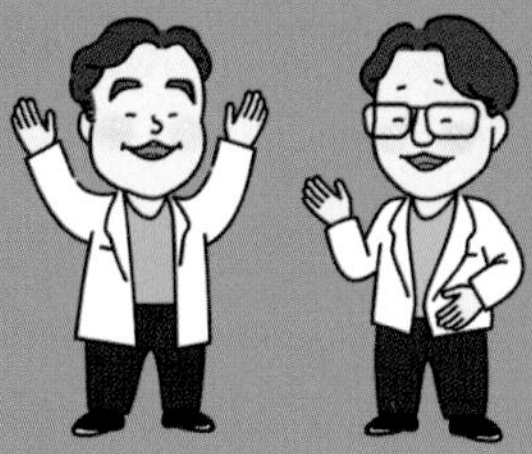

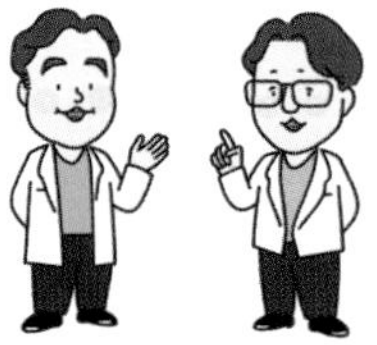

Q. 5살 아이입니다. 알레르기 비염약을 먹이고 있습니다만, 계속 복용해도 좋을까요?

A. 알레르기 질환에 처방하는 대표적인 약물이 항히스타민제입니다. 히스타민은 항원-항체 알레르기 반응이 일어날 때 발생하는 부산물입니다. 항히스타민제는 이름에서처럼 히스타민을 억제하는(抗, 막을 항) 효과가 있어 알레르기 비염 증상 중 콧물, 재치기 증상을 개선하는 효과가 있습니다.
하지만, 항히스타민제는 증상을 바로 완화시킬 필요가 있을 때는 유용하지만 부작용도 고려해야 합니다. 처음에 나온 1세대 항히스타민제가 졸음을 유발해 알레르기 비염약만 먹으면 아이들이 조는 부작용이 있었습니다. 2세대 항히스타민제에서는 이런 부작용을 개선하여 어느 정도 안심할 수 있습니다만, 여전히 항히스타민제가 치매와 같은 정신 신경계 질환과 관련이 있을 것이라는 연구 결과들이 계속 발표되고 있기 때문에 주의를 늦추어서는 안 됩니다.

항히스타민제와 같이 자주 처방되는 싱귤레어도 문제입니다. 미국 식품의약국은 알레르기 질환에 자주 처방되는 한 약물인 '싱귤레어' 복약 설명서에 경고 수준을 최고 수준으로 높이도록 했으며, 우울증, 초조, 수면장애, 자살 생각, 자살 기도 같은 신경정신과 증상의 위험성이 높아질 수 있다는 문구를 삽입하도록 했습니다.

항히스타민제와 싱귤레어 모두 알레르기 비염에 오래 복용해도 안전하다고 했던 약이라 더욱 충격적입니다. 항히스타민제와 같은 약물은 증상을 완화시킬 뿐입니다. 근본적인 치료방법은 아닙니다. 보다 근본적으로 접근하는 방법은 우리 몸의 면역력을 높여 주는 것입니다. 면역력을 높이면 불필요하게 나타나는 알레르기 반응을 줄이고 약물 복용도 끊어 갈 수 있습니다.

Q. 아토피 피부염에 자외선 치료가 효과가 있을까요?

A. 요즘 자외선은 공공의 적입니다. 피부 노화의 주범일 뿐만 아니라 각종 피부암을 일으키는 원인으로 지목되고 있기 때문입니다. 이런 자외선의 문제점이 많이 알려지면서 아토피 피부염에 자외선 치료를 한다고 하면 의아하게 생각하십니다. 피부에 왠지 좋지 않은 영향을 미칠 것 같기 때문입니다.

하지만 자외선 치료기는 자외선의 장점을 살린 치료기입니다. 바로 살균 효과와 비타민D 합성을 통한 면역력 강화입니다. 자외선은 황색포도상구균을 없애는 효과가 있다고 증명되었습니다. 황색포도상구균은 아토피 피부염을 앓고 있는 아이들이, 피부 면역력이 약해 잘 생기는 2차 감염의 주된 원인균으로 아토피 피부염 증상을 악화시키는 주범입니다.

자외선을 피하지방이 많이 분포되어 있는 복부에 쬐어주면 비타민D 합성이 증가되어 면역력을 높이고 성장기에 있는 아이들의 경우에는 뼈 성장에도 도움이 됩니다.

단, 자외선으로 인한 부작용이 생기지 않도록 조사 시간은 철저히 지켜야 합니다. 한 번에 10분을 넘기지 않도록 해야 합니다. 그것도 처음에는 5분 정도 쬐도록 해서 피부가 붉어지거나 가려움증이 생기지는 않는지 확인해야 하며, 이런 증상이 없다면 시간을 늘려 10분까지 치료하지만 10분 이상은 넘기지 않습니다.

물론 아토피 피부염이 자외선 치료로 완치되는 것은 아닙니다. 자외선 치료는 아토피 피부염의 한 가지 치료법이므로 면역력이 저하되는 원인을 찾아 한약 처방과 기혈 순환을 도와주는 침 치료 및 뜸 치료도 병행하면 좋습니다.

Q. 6살 아이입니다. 나이도 어리고 양치질도 꼼꼼히 시키는데 왜 입냄새가 날까요?

A. 구취가 있다는 아이들을 진찰해 보면 원인의 대부분은 자율신경

부조화입니다. 자율신경은 대뇌의 명령 없이 우리 몸의 여러 장기를 조절하는 신경 다발로 교감신경과 부교감신경으로 되어 있는데 서로 길항작용(拮抗作用)을 합니다. 잘 아시겠지만, 길항작용은 한쪽의 세력이 너무 강해지지 않도록 다른 쪽에서 견제하면서 균형을 맞추는 것을 말합니다. 하지만 아이들은 이 둘 사이를 조절하는 능력이 완전하지 않아, 감기 같은 호흡기 질환이 오래가거나 피로 등으로 균형이 깨지면서 부조화가 생기게 됩니다. 이렇게 되면 면역력에 문제가 생기게 되고 외부 침입에 대한 방어력이 떨어집니다. 입안의 점막도 마찬가지여서 입, 코, 기관지 등 점막의 기능이 떨어지고, 원래 있던 세균이나 바이러스의 공격으로 인해 염증이 발생하고 입냄새가 심해지게 됩니다.

그리고 원래 호흡기가 약하거나 유전적으로 알레르기가 있는 아이들도 입냄새가 생깁니다. 코나 기관지 쪽의 방어벽이 약해져 염증이 생기고 결과적으로 콧물이나 가래가 많이 발생합니다. 이것이 자면서 코 뒤로 넘어가면서 입냄새가 발생하거나 아침 기상 시 목 뒤를 자극해 발작적인 기침을 유발하기도 합니다. 이런 아이들은 면역력이 떨어지지 않도록 하고 코가 건조해지지 않도록 신경 써주는 것이 입냄새 예방의 첫걸음입니다.

입냄새는 현재 아이의 건강상태를 나타내는 하나의 지표이므로, 가볍게 여기지 마시고 가까운 병원에 내원하셔서 근본적인 원인을 찾아 치료해 주시기 바랍니다.

Q. 아이가 독감에 자주 걸리고, 감기약을 먹어도 쉽게 낫지 않는데 이유가 뭘까요?

A. 병원에서 검사상 독감이라고 판정을 받으면 일반적으로 항바이러스제를 처방받아 복용하게 됩니다. 이렇게 독감의 원인이 되는 바이러스의 기운을 약화시키는 약도 중요합니다.
하지만 이에 못지않게 중요한 것이 있습니다. 바로 우리 몸 상태입니다. 독감이나 감기에 걸리면 호흡기가 제대로 역할을 하지 못합니다. 아무리 우리 몸에 있는 바이러스를 치료한다고 하더라도 몸과 호흡기의 기능을 회복시키지 못하면 증상은 오래 지속될 수 밖에 없습니다.
독감 한약은 독감 바이러스에 의해 저하된 호흡기 기능회복을 돕습니다. 결과적으로 독감 증상이 빨리 호전되며, 이에 대한 증거는 여러 연구에서 알 수 있습니다. 먼저 독감 한약 중 마황탕이라는 처방이 있습니다. 이 처방과 항바이러스제 처방과 비교한 연구가 있습니다. 항바이러스제만 단독으로 복용했을 때보다 마황탕을 복용했을 때 열이 떨어지는 시간이 확연히 감소하였습니다(24시간 vs. 15시간). 항바이러스제와 마황탕을 같이 복용했을 때도 항바이러스제만 단독으로 복용했을 때보다 열이 떨어지는 시간이 줄어든 것으로 나타났습니다.
은교산이라는 독감 한약도 있습니다. 5~35세 18명의 독감이 있는 환자를 대상으로 살펴 본 임상사례에서 16명이 24시간 이내에 37.4도 이하로 열이 떨어진 것으로 나타났습니다. 나머지 2명도 각각 48시간, 72시간 내에 열이 떨어진 것으로 보고되었습니다. 마황탕과 은교산 이외에도 보중익기탕과 같은 처방의 효과를 밝힌 연구도 있었습니다.

실제 진료에서는 독감이라고 특정 한약만 처방하지 않으며, 체질과 증상에 따라 처방합니다. 이렇게 하면 더 좋은 효과가 있습니다. 독감 증상이 있다면 생활 수칙을 지키는 것도 중요하지만 독감 한약으로 좀 더 빨리 독감을 이겨낼 수 있습니다. 독감 증상이 있다면 전문한의사에게 꼭 진료받으세요.

Q. 10살 아이엄마입니다. 아이가 비만이라 걱정이 되어 먹는 것을 줄이려고 하는데, 한참 클 나이라 걱정이 됩니다. 어떻게 하면 될까요?

A. 성인과는 달리 소아청소년의 경우는 성장기에 있기 때문에 칼로리 섭취를 극도로 제한하는 식이요법은 할 수가 없습니다. 성장에 영향을 줄 수 있기 때문입니다. 무조건 적게 먹이는 것이 중요한 것이 아니고 올바르게 먹도록 해야 합니다.

올바르게 소아 다이어트를 하기 위해서는 먼저 성장에 방해가 되지 않으면서 필요한 에너지가 얼마인지 아이에게 맞는 칼로리를 계산해야 합니다. 아이에게 필요한 칼로리 계산은 연령과 키, 몸무게만 알면 됩니다. 나이에 따라 1~2세에 필요한 에너지를 구하는 공식이 있고, 3세 이후 소아청소년을 위한 공식이 있습니다. 계산 공식은 아래와 같으며 참고하셔서 아이 성장에 꼭 필요한 칼로리만큼의 영양소는 골고루 섭취할 수 있도록 신경 써주시면 좋을 것 같습니다.

〈칼로리 계산법〉

◆ 유아(1~2세) : [89 x 체중(kg) - 100] + 20(성장에너지) kcal/일

◆ 유소아청소년(남, 3세 이후) : 88.5 - 61.9 x 연령 + PA[26.7 x 체중(kg) + 903 x 신장(m)] + 20(성장에너지)kcal/일

(PA = 1.0(비활동적), 1.13(저활동적), 1.26(활동적), 1.42(매우 활동적))

◆ 유소아청소년(여, 3세 이후) 135.3 - 30.8 x 연령 + PA[10.0 x 체중(kg) + 934 x 신장(m)] + 20(성장에너지)kcal/일

(PA = 1.0(비활동적), 1.16(저활동적), 1.31(활동적), 1.56(매우 활동적))

출처 : 한국인 영양소 섭취 기준, 보건복지부 한국영양학회, 2015

Q. 7살 남자아이 아빠입니다. 아이에게 유산균제도 먹이고, 변비에 좋은 음식도 챙겨 먹이고 있는데 좀처럼 낫지 않습니다. 나아질 방법이 있을까요?

A. 아이 변비가 해결되지 않는다면 유산균이나 음식으로만 해결하려고 하지 마시고. 혹시 생활습관에서 놓치고 있는 것은 없는지도 살펴보셔야 합니다.

첫째, 대변을 보지 않는다고 하더라도 일정한 시간에 변기에 앉혀주는 것이 좋습니다. 중요한 것은 대변을 보라고 강요하지는 말아야 합니다. 즐거운 분위기가 되어야 합니다. 배변에 성공했다면 응원해 주면 더 좋습니다. 성인 변기에서 배변하는 경우 발이 닿지 않아 배에 힘을 주지 못하는 경우도 있기 때문에 아이의 발이 닿도록 보조 의자를 해주는 것도 좋습니다.

둘째, 아이에게 편한 곳을 찾아주세요. 아이들은 대부분 낯선 곳에서 대변 보기 힘들어 합니다. 집같이 편한 곳에서는 대변을 볼 수 있지만, 밖에서는 참게 됩니다. 여행을 오래 하거나 어린이집, 유치원에서 야외활동을 많이 하게 되면 배변 리듬이 깨지게 됩니다. 이런 경우 빨리 배변 시간을 일정하게 시도하여 리듬을 회복하도록 돕는 것이 좋습니다.

셋째, 잠자는 시간입니다. 너무 늦게 자거나 잠자는 시간이 적으면 먹는 양도 줄고 장운동이 떨어집니다. 더불어 낮에 쉽게 피로를 느끼고 짜증이 많습니다. 이런 아이들은 수면 시간을 앞당기거나 더 많은 시간을 자도록 하는 것이 최우선입니다. 수면 시간만 늘려도 식욕부진과 변비가 동시에 해결되는 경우가 많습니다.

넷째, 배변에 좋지 않은 음식을 먹이고 있는지 체크해 보시기 바랍니다. 변비에 좋은 음식을 먹이려고 노력하는 것보다 더 중요할 수 있습니다. 진료 시 어린이 변비가 있는 아이들에게 꼭 체크하는 음식은 우유입니다. 우유를 1ℓ 가까이 먹는 아이들이 있습니다. 우유는 아무리 잘 먹는 아이들도 하루에 500cc 이하로 먹이셔야 합니다. 치즈나 요구르트도 같은 유제품이므로 치즈 2장과 요구르트 한 개를 각각 150cc로 계산해 합산하셔야 합니다. 양배추나 브로컬리도 식이섬유는 많지만 가스가 많이 발생하여 복통을 일으킬 수 있으므로 아이가 배가 자주 아프다고 하면 신중하게 주시는 것이 좋습니다.

이렇게 했는데도 변비가 해결되지 않으면 한의원에 내원하셔서 상담해 주시기 바랍니다. 어떤 아이들은 장에 열이 너무 많아 변비가 걸리고, 어떤 아이들은 장 주위가 차거나 장운동을 방해하는 노폐물이 많아서 생기기도 합니다. 이런 원인만 없애주면 변비가 잘 해결됩니다.

Q. 돌 선물로 친척에게 돌보약을 선물 받았습니다만, 먹여도 좋을지 걱정됩니다. 너무 어렸을 때 한약을 먹이면 머리가 나빠진다, 뚱뚱해진다 등 그런 이야기를 들었는데, 먹여도 괜찮을까요?

A. 너무 어렸을 때 한약을 먹으면 머리가 나빠진다, 뚱뚱해진다는 등의 글도 보셨을지 모르겠습니다. 모두 속설입니다. 아기 한약은 아주 어린 아이도 먹을 수 있습니다. 이전 익서(醫書)에는 태열을 방지하기 위해 태어나자마자 한약을 먹이는 방법을 소개해 놓

기도 했습니다. 한약재를 달인 물을 천에 묻혀 아이가 빨아먹도록 하는 방법입니다. 출생 전 어머니의 자궁 안 양수에 있던 찌꺼기 등을 태변으로 배출하기 위한 것이었습니다.

증상이 있다면 언제든지 한약을 먹일 수는 있지만, 아기 한약이 효과가 좋을 때가 있습니다. 바로 돌 무렵입니다. 만 1세는 아이에게 큰 의미가 있는 시기입니다. 성장적인 측면에서 보아도 아이가 서서 걷기 때문에 에너지 소모가 더 많아집니다. 이 때문에 돌까지는 출생 체중의 3배가 늘다가 돌 이후로는 키나 몸무게의 성장 비율이 떨어집니다. 면역력도 마찬가지입니다.

또한, 에너지 요구량이 증가하지만 공급은 오히려 줄어드는 아이들이 많습니다. 모유나 분유에서 주로 영양을 섭취하다가 밥으로 넘어가면서 잘 먹지 않는 아이들입니다. 이런 아이들에게 돌보약이 필요합니다. 소화기와 호흡기의 기운을 도와 컨디션을 개선합니다. 컨디션이 좋아지면 밥 먹는 양도 늘어납니다. 낮에 활동량이 늘어나면서 수면 질이 향상됩니다. 늘지 않던 키와 몸무게가 다시 회복하게 됩니다.

Q. 초등학교 5학년 여학생을 둔 부모입니다. 아이가 성조숙증이라고 진단을 받아 걱정하던 중 주위에서 초경 나이를 늦추는 한약이 있다고 들었습니다. 정말 그런 게 있나요?

A. 부모님들이 성조숙증에 대해 신경 쓰는 가장 큰 이유는 키 때문

일 것입니다. 하지만 더 큰 문제는 어렸을 때의 성조숙증은 성인이 되었을 때 만성질환과도 관련이 깊다는 것입니다. 한 조사에 따르면 11세 이전에 초경이 있었던 경우 11세 이후에 초경이 있었던 경우에 비해 대사증후군의 위험도가 3.8배 높다고 합니다. 대사증후군은 비만, 고혈압, 당뇨, 이상 지질 등이 한꺼번에 생기는 증후군으로 심혈관 질환이 생길 위험성이 높습니다.

이런 이유로 여자아이 성조숙증이 의심되어 초경 나이를 늦추는 한약이 있는지 문의하는 부모님들이 많습니다. 조금이라도 키를 더 키워주고 싶은 부모의 마음입니다. 한약 중에는 부작용 없이 초경 나이를 늦추는 효과가 있다고 밝혀진 것들이 있습니다. 그 중에는 의이인과 인진호가 있는데, 의이인은 차로도 자주 마시는 율무이고 인진호는 사철쑥입니다(출처: 한의신문 2018. 12. 18).

여포자극호르몬은 뇌하수체에서 분비되는 호르몬으로 난소에서 에스트로겐 수치를 높이고 난포의 발육과 성숙을 촉진합니다. 성조숙증으로 진단되는 아이들은 보통 여포자극호르몬 수치가 증가해 있습니다. 쥐를 대상으로 한 동물실험에서 이 약재를 먹인 쥐들의 여포자극호르몬(follicle stimulating hormone, FSH) 수치가 확연히 감소되는 것이 확인되었습니다.

아이의 키보다는 성인이 되었을 때의 건강을 생각한다면, 성조숙증은 초등학교 들어가기 전부터 관리해주는 것이 좋습니다. 초등학교 들어가서 교정해 주려고 하면 그때까지 해 왔던 습관이 있기 때문에 바꾸기가 힘듭니다.

Q. 집안에 남자아이가 적어 그런지 시부모님이 유독 저희 아이를 이뻐하십니다. 그래서 자주 아이에게 먹이라고 어린이 홍삼을 사오시는데, 아이가 열이 많은 편인데, 먹여도 괜찮을까요?

A. 홍삼은 일반 수삼을 찐 것입니다. 껍질을 벗기지 않은 채 씻기와 찌기, 건조를 반복하는 과정을 거쳐 생산합니다. 연구에 따르면 열을 가하는 물리적인 공정을 통해 수삼에는 없던 새로운 성분이 생성되고, 인삼의 대표 성분인 사포닌 함량이 높아진다고 합니다.

홍삼 효능은 인삼이 가지고 있는 효과와 같습니다. 면역력을 튼튼하게 하기 위한 원기(元氣)를 돕습니다. 얼핏 생각해 보면 면역력이 아직 완성되지 않았고 과도한 활동량으로 체력이 떨어지기 쉬운 아이들에게 좋아 보입니다. 하지만 한의학적으로 건강을 생각하는 관점에서 보면 그렇지만은 않습니다. 한의학에서는 음양(陰陽)과 기혈(氣血)의 조화를 중시합니다. 홍삼은 양의 기운만을 돕습니다. 양의 기운이 활발해 순양지체(純陽之體, 양의 기운이 충실한 몸)라고 부르는 아이들의 경우는 특히 음이나 혈의 기운을 도와주어야 면역력이 좋아집니다. 몸에 좋다고 고기만 편식하는 격입니다.

이런 관점에서 어린이에게 홍삼만을 복용시키는 것은 오히려 건강을 해칩니다. 홍삼은 체질에 상관없이 복용할 수 있다는 말은 이치에 맞지 않습니다. 다만 어린이 홍삼 제품을 보면 홍삼만 들어 있는 것이 아닙니다. 홍삼뿐만 아니라 혈을 보강하는 당귀, 기혈을 보강하는데 가장 좋은 녹용, 그 외 체내 대사를 돕기 위한 비타민 군으로 구성되어 있습니다.

어린이 홍삼제품은 한의사가 처방하는 전문 한약제가 아닌 건강기능식품입니다. 다른 영양제와 같이 복용해서 별 탈 없이 환절기를 잘 넘어가면 괜찮겠지만 호흡기 질환에 반복적으로 걸리거나 식욕, 수면 등의 개선이 뚜렷하지 않는다면 한의사의 진찰과 치료를 통해 먼저 증상을 개선하는 것이 좋습니다. 이후 한의사의 조언에 따라 체질에 맞는 아이에게 어린이 홍삼 제품을 복용시킨다면 더 좋은 효과를 낼 수 있다고 봅니다.

Q. 매년 여름마다 너무 힘들어 하는 것 같아 보약을 해서 먹이려고 하는데, 주위에서 땀으로 다 나가서 여름 보약은 소용없다고 하는데, 여름 이후에 먹이는 것이 나은가요?

A. 보약을 여름에도 먹을 수 있는지 궁금해하시는 분이 많습니다. 여름에는 땀을 많이 흘리기 때문에 땀으로 기운이 빠져나가 큰맘 먹고 복용한 보약의 효과가 떨어진다는 논리입니다. 하지만 이것은 잘못된 속설입니다.

특히 다음과 같은 아이들에게 여름 보약은 필수입니다. 대체로 여름 보약이 필요한 아이들의 증상으로는 얼굴이 발개지고 식은땀을 흘리며, 차가운 물을 마셔도 계속 목말라합니다. 그리고 머리가 아프다고 하거나 어지럽다고 호소하며, 쉽게 피곤해하고 식욕도 떨어집니다. 밤잠을 설치고 숙면을 취하지 못하기도 합니다.

이것은 모두 더위로 몸의 열을 조절하는 기능이 떨어져 생긴 주하병(注夏病) 증상입니다. 더운 여름에 열 조절 능력이 떨어지거나 체력이 약한 아이들에게서 자주 생깁니다. 이런 아이들에게 여름 보약을 처방합니다. 여름 보약으로 몸 표면에 있는 열이 잘 배출되도록 돕고, 소화기를 따뜻하게 하여 기능을 회복시킵니다.

이렇게 되면 몸의 안과 밖의 열순환이 순조롭게 이루어지고, 컨디션 및 면역력이 좋아집니다. 증상과 체질에 따라 잘 처방된 여름 보약은 여름을 건강하게 나도록 돕습니다. 여름을 잘 보내면 다가오는 가을과 겨울 건강을 대비하는 데도 좋습니다. 속설에 휘둘리지 마시고 증상이 있다면 전문의와 상담하세요.

Q. 2년 동안은 제가 데리고 있다가, 취직을 하면서 아이를 어린이집에 보내고 있는 엄마입니다. 어린이집에 가면서 아이가 자주 감기에 걸려오는데 걱정입니다. 그렇다고 어린이집에 보내지 않을 수도 없어서 그런데 방법이 없을까요?

A. 잘 놀고 건강하던 아이가 단체생활을 시작하면서 감기에 걸리기 시작합니다. 한 번 감기에 걸리면 몇 주씩 증상이 떨어지지도 않습니다. 감기로 인한 합병증이 생기고, 때마다 유행하는 감기를 지나치는 법이 없습니다. 잘 먹고 잘 크던 아이가 감기로 오래 고생하면 밥도 잘 안 먹으려고 하고 성장도 주춤합니다. 아이의 외부 활동과 함께 찾아오는 '단체생활 증후군'이 원인입니다.

'단체생활 증후군'은 의학적 병명은 아닙니다. 집에서 주로 부모하고만 생활하다가 처음 어린이집이나 유치원에 가는 때와 맞물려서 나타나는 증상이라 붙여진 이름입니다. 이 시기 아이들은 아직 면역력이 약할 뿐만 아니라 개인위생이 철저하지 못합니다. 또래끼리 반나절 동안 가까이 지내고 장난감이나 학용품 등을 공유하면서 감기를 서로 옮깁니다. 아이들과 어울리는 것이 힘에 부치기도 하고, 가끔 있는 야외활동에서 기온 변화에 적응하지 못합니다.

공동생활은 면역력이 약한 아이들이 자주 감기에 걸리도록 하고 오래가게 하는 원인입니다.

한약은 몸의 면역력을 해치지 않으면서 회복을 도울 수 있습니다. 개인위생과 생활환경을 조절해주면서 체질과 증상에 맞는 한약 처방과 적절한 치료를 병행하면 감기로 고생하는 시간을 줄일 수 있습니다. 결과적으로 항생제를 복용하는 기간도 단축됩니다.

Q. 예방접종이 아이 자폐증과 관계있다는 글을 접한 적이 있습니다. 예방접종을 할 때마다 해야 하나 말아야 하나 걱정입니다만, 꼭 해야 하나요?

A. 아이들이 태어나면 예방접종을 받습니다. 병원에서 해야 한다고 하니 할 수 없이 하지만 왠지 마음 한구석 찜찜한 부분이 있습니다. 바로 안정성 문제 때문입니다. 이 문제를 처음 제기한 사람은 앤드루 웨이크필드라는 영국 의사입니다. 이분은 란셋이라는 유

수의 의학잡지에 MMR 백신이 자폐증의 원인이 된다는 연구 결과를 발표하였습니다.
하지만 연구 투명성에 문제가 있어 결국 논문 게재가 취소됩니다. MMR은 홍역, 유행성 이하선염(볼거리), 풍진을 예방하는 혼합 백신으로 우리나라는 생후 12~15개월에 1차 접종을, 만 4~6세에 2차 접종을 하도록 되어 있습니다.
앤드루 웨이크필드 이후에도 예방접종이 아이들의 뇌 발달 및 다른 호흡기 질환의 발생과 관련이 있다는 연구가 발표되면서 부모님들의 혼란이 가중되고 있습니다.
그런데 이번에 발표된 연구를 보면 MMR 백신 접종을 한 아이들이 받지 않은 아이들보다 자폐증에 걸릴 확률이 7% 낮다고 합니다. 문제가 있다고 발표된 연구보다 더 신뢰가 가는 것은 거의 66만 명을 대상으로 한 대규모의 연구였다는 것입니다.
안전하다고 발표된 연구를 접하고 나서도 안전하지 않을 것이라고 믿는 확증편향(confirmation bias)도 문제입니다. 잘못된 신념으로 아이들이 고통받을 수 있다는 것입니다.

Q&A

더 궁금하신 점은 현쌤과 이쌤이 상담해드립니다.

카카오톡에서 '솔담한방병원'으로 문의 주세요.

육아 건강 리듬 체질

부록

체질

가장 좋은 의사는 식이요법, 안정, 명랑이다.

조나단 스위프트

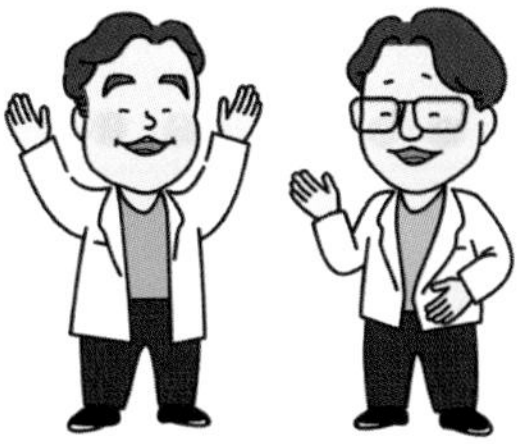

- 오감 발달과 사상체질
- 기(氣)와 한의학 그리고 체질
- 음·양에서 사상으로 그리고 다-크, 하-스

오감 발달과 사상체질

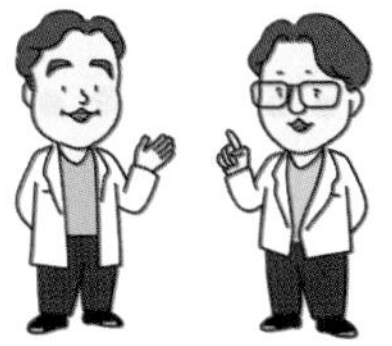

감각 기능은 태어나면서부터 발달한다. 아이들은 듣고, 보고, 냄새 맡고, 맛을 보고, 만지며 세상에서 정보를 얻는다. 청각, 시각, 후각, 미각, 촉각 이렇게 다섯 가지 주요한 감각을 '오감'이라고 한다. 이는 귀, 눈, 코, 입, 그리고 피부라는 감각 기관이 담당한다. 감각 발달의 순서는 운동 발달과 다르게 겉으로 드러나지 않아 알아채기 어렵다. 하지만 아이가 자라는 과정을 자세히 살펴보면 알 수 있다.

청각이 제일 먼저 발달한다. 엄마 뱃속에 있을 때, 아이는 이미 소리에 반응한다. 좋은 음악이 들려오면 태아도 안정되어 기분 좋은 반응을 한다. 반면, 시끄러운 환경이나 화내는 소리에는 긴장한다. 소리에 반응하는 것이다. 그래서 태교할 때 조용하고 편안한 환경과 엄마와 아이의 기분이 함께 좋아지는 음악을 듣는 것이다. 아이의 입장에서는 아직 세상에 태어나지 않을 때부터 그 기능을 가지고 있다. 선험적(先驗的)이라고 할 수 있다.

귀로 듣는 것은 감각 중 가장 먼 곳의 정보를 얻을 수 있는 방법이다. 빛이 없어도, 다른 공간에 있어도 들을 수 있다. 귀를 통해 소리만 듣는 것은 아니다. 다양한 정보를 얻을 수 있다. 목소리를 들으면서 그 사람의 마음 상태는 물론 선한지 악한지까지 알아낸다. 동물의 소리를 통해 그들이 전하는 메세지도 알 수 있다. 수박을 두드려 잘 익었는지, 아닌지도 알 수 있다. 그러나 왜 그것을 알아낼 수 있는지는 설명이 불가하다. 귀로 들어 아는 것은 배우지는 않았지만 그냥 알 수 있는 것으로 직관으로 아는 것이다.

사상의학에서는 이러한 귀의 기능을 태양인의 특징으로 설명한다. '태양인은 귀를 통해 천시를 듣는다'(이청천시,耳聽天時 : 사상체질 의학을 처음으로 창시한 동무 이제마의 [동의수세보원]에 나오는 말로 각 체질의 특징 중 타고난 잘하는 성향을 호선(好善)이라고 하는데, 그중에 태양인의 호선을 설명하는 말)고 한다. 태양인은 세상의 흐름을 잘 파악하고, 여러 상황에 대한 판단과 결정을 과단성 있게 한다는 의미이다. 합리적 판단을 하지 않고도 그냥 알고 바로 판단하는 융의 '직관형'(심리학자 칼 구스타프 융의 마음의 4가지 기능, 그중 직관은 상황의 변화나 진위를 즉각적으로 판단하는 기능으로 이러한 성향이 우월하게 나고난 사람. 동의심학 원리론: 김도순,

동의신경정신과학회지: 8(1), 1997) 과 가장 유사하다. 선험적으로 아는 것, 배우지 않아도 아는 직관적인 인식을 태양인이 '귀로 듣는다'고 표현한다. 태양인은 '척하면 척 아는 사람'이다.

청각 다음은 시각이다. 아이들은 태어날 때부터 희미하게 볼 수 있다. 처음부터 형태나 색을 명확히 구분하지는 못한다. 그냥 어렴풋하게 밝고 어두운 것을 구분하고, 어스름하게 형태를 알 수 있는 정도이다. 그 발달은 빛에 반응을 하는 정도로 시작해서 차차 형태와 색을 구분하는 방향으로 진행한다. 제법 오랜 시간이 걸려 6~7세가 되면 성인 수준의 시력이 된다. 활동 영역이 넓어지면서 다양한 것들을 보는 것은 물론이고, 사람들과 생활하면서 많은 사람들을 만나는 경험이 시각 발달에 역할을 한다.

눈으로 보는 것은 감각 중에서 가장 빨리 주변의 정보를 얻는 방법이다. 눈 깜박하는 순간에 주변의 상황을 파악할 수 있다. 청각 만큼은 아니지만, 빛만 있다면 그래도 어느 정도 떨어진 곳의 정보도 얻을 수 있다. 눈을 통해서 보기만 하는 것은 아니다. 사람들의 모습을 살피면서 그 감정을 순간적으로 파악할 수도 있다. 아이들은 엄마 아빠의 표정을 보고 그 기분을 안다. 그래서 간혹 떼를 쓰면서 눈을 굴리며 주변을 살피는 앙큼한 모습을 보여주기도 한다. 어찌 보면 시각은 사물이나 환경보다 사람들을 살피는데 더 많이 사용된다.

사상의학에서는 이러한 눈의 기능을 소양인의 특징으로 설명한다. '소양인은 눈으로 세상을 살핀다'(목시세회,目視世會 : 소양인의 호선을 설명하는 말)고 한다. 소양인은 사람들이 모여 사는 사회를 잘 파악한다는 의미이다. 다른 사람의 감정을 알고 나의 마음을 맞춰서 모두가 좋은 방향으로 결정하는 융의 '감정형'(개체의 몸과 마음의 순간 순간의 변화를 조절하는 징조인 기분은 감정으로 보여지며 이러한 성향을 우월하게 타고난 사람)과 유사하다. 분위기를 느끼면서 무엇이 좋을지? 무엇을 해야할지? 다른 사람들의 반응을 보면서 감정적인 판단을 하는 것을 소양인이 '눈으로 본다'고 표현한다. 소양인은 눈치가 빠르고 센스 있어서 '쓱 보고 결정하는 사람'이다.

시각 다음은 후각이다. 냄새를 통해서도 주변의 정보를 얻을 수 있다. 후각은 비교적 짧은 기간 동안에 완성된다. 그래서 돌 이전에도 제법 많은 냄새를 구분할 수 있다. 이 감각은 뇌에서 감정을 담당하는 부분인 변연계로 연결되어서 마음에 직접적으로 작용한다. 아이들은 묘하게 엄마의 체취를 기억하고 반응한다. 그래서 엄마가 안았을 때 아이에게 생기는 심리적인 안정에 후각이 많은 부분 관여한다. 누구나 좋아하는 꽃의 향기를 맡거나, 고향에 오랜만에 왔을 때 친숙한 내음에서 마음이 편해진다. 그래서 향기를 이용해서 감정적인 변화를 유도하는 아로마 치료에 후각이 활용된다. 후각은 청각이나 시각보다는 가까운 곳의 정보를 얻는다. 최소한 같은 공간에는 있어야 느낄 수 있는 감각이다. 냄새를 맡을 때는 코안으로 공기를 들이마시고 나서 내 몸 안에서 느끼게 된다.

청각이나 시각은 우리 몸의 바깥으로 에너지를 소모하며 느끼는 감각이다. 귀를 쫑긋 세우고 소리에 집중을 하고, 눈으로 대상을 바라보면서 주의를 기울여야 하는 양(陽)적인 감각으로 양인(陽人)의 감각이 된다. 반면 후각은 공기를 내 안으로 들어오게 하고, 일단 들어온 것에 대해 느끼는 감각으로 에너지를 내 몸 안으로 모아야 하는 음(陰)적인 감각이며 음인(陰人)의 감각이다.

사상의학에서는 이러한 코의 기능을 태음인의 특징으로 설명한다. '태음인은 코로 인륜을 냄새 맡는다'(비취인륜, 鼻臭人倫 : 태음인의 호선을 설명하는 말)고 한다. 태음인은 세상을 파악할 때 본인이 직접 경험하고 만져 보면서 충분히 정보를 얻고 판단한다. 사람과 사람 사이의 관계에서도 그 사람이 좋아하는 것을 기억하고 맞춰주면서 배려한다. 오감을 동원해서 직접 만져보고 체험하고 냄새 맡으면서 정보를 수집하는 융의 '감각형'(신체적 체험을 섬세하게 구체적으로 인지하는 감각 성향이 우월하게 타고난 사람)과 유사하다. 주변에서 많은 정보를 취합하는 것, 그리고 그렇게 모인 것들을 시간을 두고 정리하는 것을 태음인의 '냄새를 맡는다'고 표현한다. 태음인은 '정확하고 자세한 정보를 모으는 사람'이다.

후각 다음은 미각이다. 입으로 맛을 보는 것은 입안에 넣고 오물오물 거리면서 느끼는 감각이다. 후각보다 더 음적인 감각이다. 음식의 맛을 혀로 느낄 뿐 아니라, 입으로 물건을 가져가서 파악하려고 하는 것까지 포함하여 입으로 느낀다고 한다. 돌 미만의 아이들은 손에 무언가 쥐어 지기만 하면 입으로 가져간다. 맛을 본다기보다 입으로 아는 것이다. 그 과정을 살펴보면, 입안에 무언가를 물고 한참을 오물거리며 맛을 보면서 파악한다. 그 인식의 범위는 청각, 시각, 후각 중 가장 좁으면서 또한 시간도 걸린다. 내 몸 안에 들어온 것을, 스스로 한참 동안 음미하는 과정을 거쳐야 느낄 수 있는 감각으로 역시 음적인 감각이고 음인의 감각이다. 사람들과 생활하면서 궁금한 것이 있으면 깊이 파고 들며 이성적으로 사고하는 것과 비슷하다. 좁지만 깊이가 있는 감각이다.

사상의학에서는 이러한 입의 기능을 소음인의 특징으로 설명한다. '소음인은 입으로 지방을 맛본다'(구미지방,口味地方 : 소음인의 호선을 설명하는 말)고 한다. 소음인은 다양한 지역의 특징이나 다른 사람의 특징을 음미하듯 세세히 잘 판단한다. 무엇이든 궁금한 것이 있으면 인과관계를 따지면서 이해가 갈 때까지 끝까지 궁리하고 몰입하는 융의 '사고형'(의식의 정보 중 자아가 검증한 것을 위주로 논리적으로 정리하는 성향이 우월하게 타고난 사람)과 유사하다. 관심이 가는 것에 대해 골똘히 생각하는 모습을 소음인이 '맛을 본다'고 표현한다. 소음인은 '생각으로 깊이 파고드는 사람'이다.

이러한 4가지 감각은 체질과 관련이 깊다. 사상의학에서 귀의 듣는 기능, 눈의 보는 기능, 코의 냄새 맡는 기능, 입의 맛을 보는 기능을 각각 태양인이 직관적으로 전체를 파악하는 능력, 소양인이 주변 상황과 사람들의 감정을 파악하는 능력, 태음인이 수많은 정보를 모아 다른 사람을 배려하는 능력, 소음인이 일을 분석하고 사람을 파악하는 능력으로 보았다.

또 하나의 감각인 촉각은 피부에서 통증과 온도, 그리고 압력의 변화를 느끼는 감각이다. 공간에서 몸의 위치를 파악하는 고유 위치 감각도 포함된다. 손발뿐만 아니라 온몸의 피부가 모두 촉각의 영역이다. 그래서 직접 만져 보고 밟아 보고 접촉하며 느끼게 된다. 뇌에서 말초로 이어지는 감각신경계가 촉각을 담당하는데, 운동을 담당하는 운동 신경계와 신호의 방향만 다를 뿐 경로가 거의 같다. 그래서 감각-운동의 두 신경계는 발달에도 서로 영향을 미쳐 운동 신경계가 발달하는 동안, 감각 신경계도 같이 발달한다. 움직임이 발달하는 만큼 촉각도 발달하게 된다. 특히 뒤집기가 가능해지는 시기, 스스로 앉을 수 있는 시기에 손의 사용이 자유로워지면서 촉각의 발달은 최대치가 되므로 이 시기에 손장난 할 수 있는 장남감이 가장 유용하다.

감각 발달과 체질의 발현 : 현's 관찰

운동 발달과 마찬가지로 감각 발달에도 순서가 있다.
'청각〉 시각〉 후각〉 미각〉 촉각'이라는 발달 순서를 알고 있다면, 그 시기에 적절한 자극을 주면서 감각 발달을 도울 수 있다. 그리고 아직 채 발달 되지 않은 감각이라면 무리한 자극을 피해 줄 수도 있다.

다만 감각 발달 순서는 운동 발달처럼 뚜렷이 구분되지 않아, 동시에 발달하는 것처럼 보여 구분이 다소 애매하다. 어떨 때는 제자리걸음 하는 것 같다가 또 어떨 때는 오히려 후퇴하는 것 같이 보이기도 한다. 받아들여야 할 정보의 양이 계속 늘고, 여러 감각을 동시에 사용해야 하는 경우도 많아서 그렇다. 이런 상황이 반복되면서 명확히 구분되지는 않더라도 결과적으로 감각은 지속적으로 발달하고 있다.

감각 기능과 사상체질의 특징은 청각-태양인의 직관적으로 파악하는 능력, 시각-소양인의 감정을 통해 주변을 살피고 결정하는 능력, 후각과 촉각-태음인의 주변 정보를 구체적으로 자세하게 모으면서 인식하는 능력, 미각-소음인의 이성적으로 생각하고 결정하는 능력으로 설명이 된다. 대체적으로 태양인의 직관〉 소양인의 감정〉 태음인의 감각〉 소음인의 사고라는 순서로 발달한다.

듣고, 보고, 냄새 맡고, 맛보는 감각 기능 자체는 만 6~7세 정도면 어느 정도 발달이 완성된다. 여기까지는 대부분의 아이들이 비슷하다. 직관적으로 인식하고, 다른 사람의 반응을 보며 판단하고, 많은 정보를 통해 인식하고, 논리적으로 판단하여 결정하는 마음의 기능도 발달 되었다고는 하지만, 아직은 미숙한 싹 정도의 단계이다. 이후 본격적인 사회생활을 통해 수많은 상황과 그리고 다양한 사람들과 부대끼며 발달하게 된다. 그런데 이러한 발달은 개인에 따라 차이가 있다. 각자 더 자연스럽고 편하게 잘 사용하는 기능이 있고, 이를 통해 사회생활에 적응한다. 여기서부터 '체질'이 드러나기 시작한다.

그래서 6~7세까지는 체질보다는 발달 단계를 우선하는 육아를 하고, 체질이 드러나기 시작하는 7~8세 이후부터는 체질에 따른 다양함을 인정해 주는 육아를 같이해 주어야 한다. 나에게 당연한 것이 아이에게는 맞지 않은 것일 수 있고, 이 아이에게 맞는 것이 저 아이에게는 맞지 않을 수도 있다는 것을 항상 염두에 두어야 한다.

기(氣)와 한의학 그리고 체질

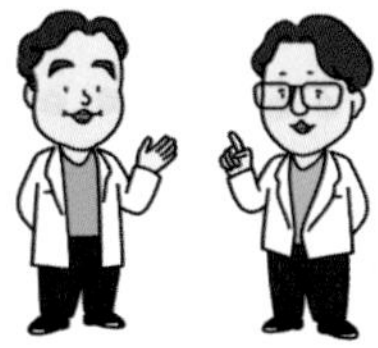

[널리 쓰이는 '기'라는 말]

우리가 평소에 많이 사용하는 말 중에 기(氣)라는 말이 있다. "우리 아이는 기가 너무 세서 걱정이야.", "요새 기가 허해서 힘들어."라는 몸 상태를 표현하는 경우는 물론이고 "기분(氣分)이 너무 좋아.", "총기(聰氣)가 있어."와 같이 감정이나 정신상태를 표현하는 경우에도 사용된다. "감기(感氣)에 걸렸어.", "체기(滯氣)가 있어."와 같은 몸의 문제를 표현하는 말에도 쓰이고 "분위기(雰圍氣)는 어때?", "장마철이라 습기(濕氣)가 문제야."와 같이 주변에 대한 설명에도 사용된다. 한의학에서 '기는 인체 현상을 설명하는 모든 것'이라고 할 정도로 중요하다. 정기(正氣), 사기(邪氣), 곡기(穀氣), 양기(陽氣), 음기(陰氣), 온기(溫氣), 냉기(冷氣), 기절(氣絶) 등 다양하게 사용된다.

[기는 움직이는 것이다.]

기운(氣運: 기운 기, 움직일 운: 기가 움직이는 것)이라는 말이 기의 특징을 가장 잘 표현한다. 기는 움직이는 모든 것이다. 몸 안에서 움직이는 체액, 혈액, 림프, 영양물질 등 형태를 가진 것은 물론이고 신경을 통해 움직이는 전기자극도 기의 움직임이다. 화나고, 슬프고, 기쁘고, 즐거운 것 같은 감정도 기의 움직임이고, 몸의 동작과 움직임도 당연히 기의 움직임이다. 기는 몸 안에서 미치지 않는 곳이 없다. 구석구석 모든 곳을 돌아다닌다. 때로는 혈관, 림프조직, 신경을 통해서 직접 이동하고, 때로는 더운 기운, 추운 기운, 위로 치밀어 오는 기운, 가슴이 쿵쾅거리는 기운과 같이 기운이나 감정이라는 형태로 몸 안에서 움직인다.

몸 안에서 일어나는 건강을 유지하기 위한 모든 활동은 기의 다양한 움직임으로 설명한다. 음식을 먹고 소화를 시키는 것도 기의 이동이고, 이렇게 얻어진 에너지를 몸의 곳곳으로 보내서 대사를 하면서 소모하는 것도 기의 움직임이다. 코를 통해 우리 몸 안으로 들어온 공기가 허파에서 혈액과 만나면서 산소를 교환하는 호흡도 기의 움직임을 통해 이루어진다.

이러한 기의 움직임이 조화롭고 원활한 상태를 '기가 잘 소통된다.'고 한다. 기는 몸 안의 곳곳을 막힘이 없이 적절한 속도로 다닌다. 천천히 움직여야 하는 곳에서는 천천히, 빨리 움직여야 할 때에는 빨리 움직인다. 그리고 위로 올라가면 적절한 곳에서 방향을 바꿔 아래로 움직이고, 몸의 안쪽으로 들어오면 바깥 부분으로도 다시 움직이면서 고루 움직인다. 이렇게 기의 흐름 속에 건강이 유지된다. 반면 이러한 기의 움직임에 문제가 생기면 질병이 생긴다. 잘 돌지 못해서 한 곳에 머물러 있으면 정체로 인한 문제가 생기고, 너무 빨리 움직이거나, 너무 천천히 움직여도 문제가 생긴다.

[움직임에는 방향이 있다]

몸 안에서 움직이는 기에는 방향성이 있다. 화가 나면 기는 위로 움직인다. 얼굴이 빨개지고 머리가 답답해진다. 아래로 기가 내려오지 못해서 위쪽에만 모여있어 몸을 힘들게 한다. '화가 치밀어 오른다.'는 표현은 이러한 기의 움직임을 잘 반영하는 말이다. 가만히 생각에 잠기면 기는 한 곳에 머무르며 움직이지 않는다. 명치 아래 오목가슴 아래 부분에 자주 정체되면서 소화불량을 유발하게 된다. 생각이 많은 사람은 그래서 소화기 문제가 자주 발생한다. 무섭다고 느끼면 기가 아래로 움직인다. 공포 영화를 볼 때 등골이 오싹하다. 척추를 따라 서늘한 기운이 위에서 아래로 흐른다. 이러한 상태를 '등골이 오싹하다.'라고 표현하는데 그 기의 방향은 목덜미에서 꼬리뼈 방향이다. 놀라면 기는 평소에 다니던 곳을 벗어나 여기저기로 흩어진다. 기가 어지러워진다고 한다. 이처럼 감정이나 정서적인 반응마다 다양한 방향으로 기의 움직임이 있다.

몸의 생리현상에도 기의 방향성이 있다. 땀이 나면 기가 땀과 함께 피부를 통해 몸 밖으로 나간다. 기가 밖으로 퍼진다고 한다(기산, 氣散). 설사를 하면 기가 항문을 통해 밖으로 나간다. 기는 아래로 움직인다고 한다. 토를 하거나 구역질을 하면 기는 입을 통해 나간다. 기가 위로 움직인다고 한다. 감정 반응과 마찬가지로 땀, 대소변, 구토 등의 몸의 증상을 통해서도 기는 다양한 방향으로 움직인다.

[기에도 음양이 있다]

기는 몸 안에서 작용하는 부위나 상황에 따라 다양하게 나타난다. 따뜻하게 복부를 덥혀주는 온기(溫氣)의 모습을 보이기도 하고, 과부하 된 두뇌를 식혀주는 서늘한 기로 나타나기도 한다. 매운 음식을 먹고 '화' 하면서 스트레스를 풀기도 하고, 피부에 가벼운 염증이 있을 때 땀과 함께 열기를 배출시키는 모습으로 나타나기도 한다. 이렇게 여러가지 모습으로 나타나는 기는 음양으로 구분된다. 따뜻하고, 가볍고, 움직이는 속도가 빠른 양의 성격을 가지면 양기(陽氣), 그리고 서늘하고, 무겁고, 천천히 움직이는 음의 성격을 가지면 음기(陰氣)라고 한다.

같은 부위에서 상황에 따라 양기와 음기의 모습으로 나타난다. 머리에 나타나는 두통의 예를 들어보자. 감기가 오면서 으슬으슬하면서 추위를 느끼면서 머리가 아플 때는 음기로 나타나는 것이고, 열 감기가 와서 뜨거워지면서 두통이 나타나면 양기로 나타나는 것이다. 그 시점의 음양에 비교하여 그 비중이 높은 쪽으로 나타나게 된다.

음기와 양기는 나이에 따라 차이가 있다. 아이들은 순양지체라고 하듯 양기(陽氣)가 상대적으로 우세하다. 그래서 항상 밝고 활달하고 움직이려고 하는 양의 경향성이 있다. 아프더라도 열이 나거나 염증이 생기는 양기가 과잉되는 양상의 질환이 자주 나타나게 된다. 평소에도 가능한 시원하게 해주는 것이 좋고, 충분히 활동할 수 있도록 해주는 것이 양기가 많은 아이들을 배려하는 생활 관리이다. 한편 음기는 이러한 활동을 위한 에너지를 공급해주는 역할을 한다. 음기가 도와주는 만큼 양기의 활동이 가능하다. 아이들은 생리적인 특성상, 모자라기 쉬운 음기를 보충하는 것이 중요하다. 충분히 쉬고 잘 자는 것이 이러한 음기를 보충하는 가장 좋은 방법으로 아이들 면역, 성장의 핵심이 된다.

나이가 들어가면서 생명의 추진력, 활동의 힘인 양기가 상대적으로 줄어들게 된다. 차분해지고, 활동량도 줄어든다. 음기도 줄어들지만, 양기에 비해 그 변화 폭이 작아서 음기가 상대적으로 많아진다. 그래서 어르신들은 양기를 보충해 줄 수 있는 음식을 자주 먹게 된다. 그래서 할머니, 할아버지는 더위보다는 추위를 많이 느끼신다. 따뜻한 음식과 함께 따뜻한 환경을 만들어 주는 것이 좋다.

[양인과 음인]

사람들 간에도 음기, 양기의 비중의 차이가 있다. 양기가 우세한 사람은 양인(陽人)이라고 한다. 외향적인 사람이다. 기의 방향성이 외부세계이다. 항상 외부, 바깥세상에 관심을 가지고 있고, 다른 사람들과 어울리기를 즐긴다. 그리고 그런 활동을 통해 에너지를 얻는다. 양인은 피곤하고 스트레스를 받을 때 오히려 움직이고, 외부활동을 하며 기를 충전한다. 사람들과 이야기를 하거나, 다양한 운동이나 활동을 같이 한다. 항상 분주하고 움직이며, 틈만 나면 엄마, 아빠 손을 잡고 밖으로 나가려는 아이들은 전형적인 양인의 모습이다. 음기가 우세한 사람은 음인(陰人)이라고 한다. 내향적인 사람이다. 기의 방향성이 내부세계이다. 내 안의 세계에 더 관심이 있고, 차분히 쉬면서 내면의 모습을 살피는 것을 즐긴다. 피곤하면 다른 사람들과 어울리기보다, 조용히 혼자 쉬면서 기를 충전한다. 책을 읽거나 노래를 듣고, 명상을 하거나 좋아하는 영화를 본다. 만약 부모가 이러한 음인이라면 양인인 아이들을 키울 때 힘든 상황이 많이 발생한다. 음인인 부모는 집에서 조용히 혼자만의 시간을 가지면서 기를 보충하고 싶은데, 시도 때도 없이 밖으로 이끄는 아이들 때문에 체력을 보충할 틈이 없게 된다. 부모가 모두 음인이라면 한 명이 데리고 나가고, 다른 한 명은 휴식을 취하면서 혼자 쉴 수 있는 시간을 요령껏 서로 만들면서 육아를 하는 것이 좋다.

음·양에서 사상으로 그리고 다~크, 하~스

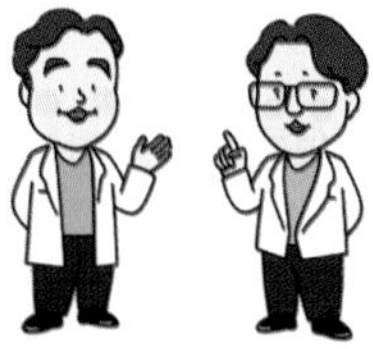

양기가 우세한 사람을 양인(陽人)이라 하고, 음기가 우세한 사람을 음인(陰人)이라 한다. 그런데, 자세히 살펴보면 양인 중에도 또 양의 기운이 우세한 사람이 있는 반면, 양인이지만 행동이나 감정, 성격적인 면에서 음적인 모습을 가지고 있는 사람도 있다. 음인의 경우도 마찬가지이다. 음인 중에 음인이 있고, 음인 중에 양인이 있다. 각각 '양중의 양', '양중의 음', '음중의 음', '음중의 양' 이렇게 표현하다.

동양문화권에서는 음양을 괘(卦)라는 기호로 표시하는데,

길게 하나로 이어져 있는 것을 양

가운데 구멍이 있는 것을 음이라 한다.

양중의 양과, 음중의 음을 괘를 이용해 표현하면, 아래와 같다.

양중의 양으로 태양(太陽)

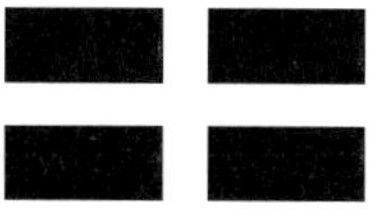

음중의 음으로 태음(太陰)

그리고 양중의 음과 음중의 양은 아래와 같이 표현한다.

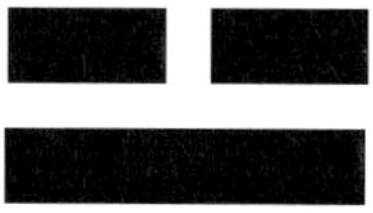

양중의 음으로 소양(少陽)

(근본적으로 양의 기운을 갖고 있지만,

음의 기운도 갖고 있는 경우)

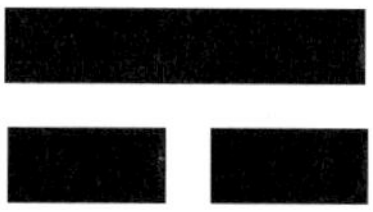

음중의 양인 소음(少陰)

(근본적으로 음의 기운을 갖고 있지만,

양의 기운도 갖고 있는 경우)

그리고 이러한 괘를 따서 체질의학에서는 각각 태양인, 태음인, 소양인, 소음인라고 한다.

양인 중에 양의 성향이 또 강한 사람은 태양인
음인 중에 음의 성향이 또 강한 사람은 태음인
양인 중에 음의 성향을 가진 사람은 소양인
음인 중에 양의 성향을 가진 사람은 소음인이라고 한다.

또, 음양을 색으로 구분하면, 활동적인 양은 빨강, 정적인 음은 파랑 또는 검정으로 표현한다.

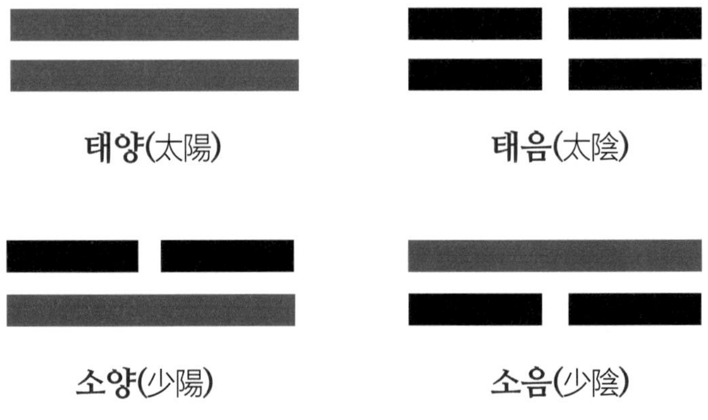

괘는 기의 움직임도 표현하는데, 양의 기운은 날래고 가벼워서 움직이려고 한다. 아래에서 위로, 또는 안에서 바깥으로 움직이면서 퍼진다.

음은 움직이지 않고 기운을 받아들이는 구멍이 된다. 위에서 아래로, 또는 바깥에서 안으로 모인다. 음괘와 양괘가 같이 있을 경우에는 양의 기운이 음괘의 구멍을 향해 움직인다.

이러한 괘의 기운, 즉 기의 움직임을 표시하면 다음과 같다.

태양의 기는 '안에서 밖'으로, 그리고 '아래에서 위'로 움직이면서 퍼져나간다.

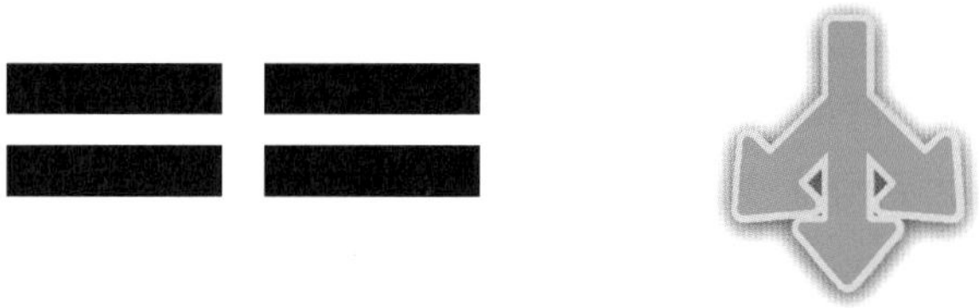

태음의 기는 '밖에서 안'으로, 그리고 '위에서 아래'로 움직이면서 모이고 쌓인다.

소양의 기는 밑에 위치한 양의 기운이 위에 있는 음의 구멍을 통

해 위로 움직인다. '위로 올라가면서 옆'으로, 그리고 '안에서 밖'으로 움직이면서 퍼져 나간다.

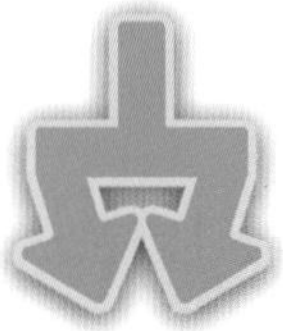

소음의 기는 위에 위치한 양의 기운이 움직이는데, 아래에 위치한 구멍으로 움직인다. 그래서 '밑으로 내려가면서 가운데'로 그리고 '밖에서 안'으로 움직이면서 모이고 집중된다.

사람의 몸에서도 타고난 성향에 따라 기의 움직임이 다르다. 이렇게 서로 다른 기운이 지속적으로 작용하면 그 기운이 많이 가는 부위가 발달하게 되는데 태양, 태음, 소양, 소음의 기가 몸에 작용하면서 체형에 차이가 생긴다.

태양의 기는 기운이 위로 쏠리면서 바깥을 향하기 때문에 몸의 상부인 머리, 어깨 부분이 발달한다. 하체는 부실하기 쉬워진다. 상체 발달 하체 부실형으로, 적당한 정도로 자주 걸어주는 것이 좋다. 사상의학에서는 '폐대 간소(肺大 肝小)'라고 표현하는데, 상부 어깨 부위가 발달했다는 의미다.

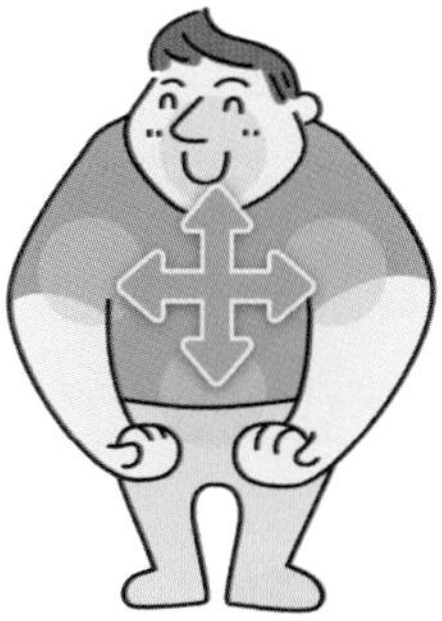

태음의 기는 밖에서 기운을 받아들이면서 아래로 몰리기 때문에 배 부분이 발달한다. 조금만 방심하면 살찌기 쉬우며 복부가 발달한 유형이고 순환에 문제가 생기기 쉽다. 땀을 자주 내면서 순환을 도와주는 것이 좋다. 사상의학에서는 '간대 폐소(肝大 肺小)'라고 표현하는데 복부 부위가 발달했다는 말이다.

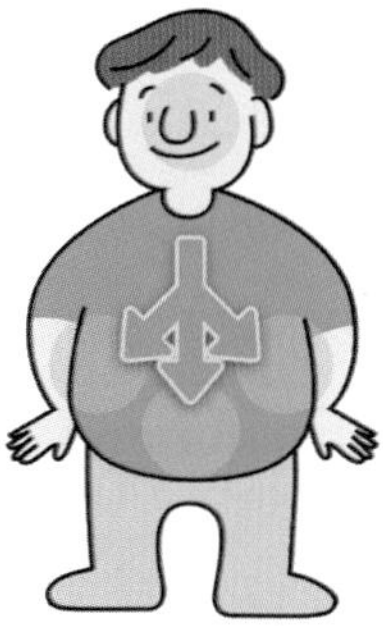

소양의 기는 위로가면서 옆으로 퍼져서 가슴 부분이 발달한다. 상대적으로 엉덩이는 작은 경우가 많으며 움직임이 날쌔고 빠른데, 지구력은 떨어지는 경우가 많다. 순간적인 판단을 하면서 약간의 경쟁을 가미한 운동을 좋아한다. 사상의학에서는 '비대 신소(脾大 腎小)'라고 표현하는데 가슴 부위가 발달했다는 말이다.

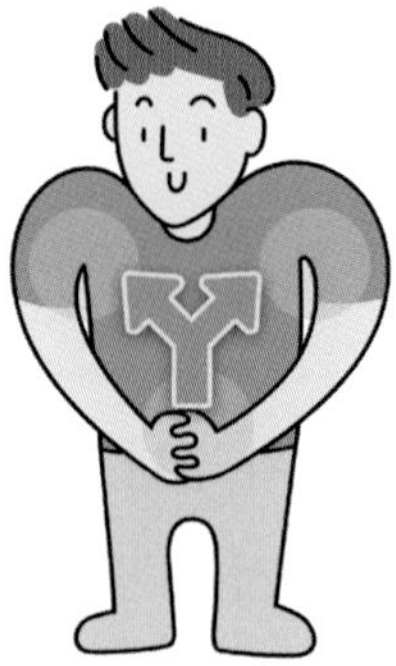

소음의 기는 아래로 흘러 모여서 엉덩이 부분이 발달한다. 상대적으로 어깨는 좁은 경우가 많으며 엉덩이가 무거워서 조용히 앉아서 사색하면서 시간 보내기를 좋아한다. 강도가 세지 않은 운동을 꾸준히 하는 것이 좋다. 사상의학에서는 '신대 비소(腎大 脾小)'라고 표현하는데 엉덩이 부위가 발달했다는 의미이다.

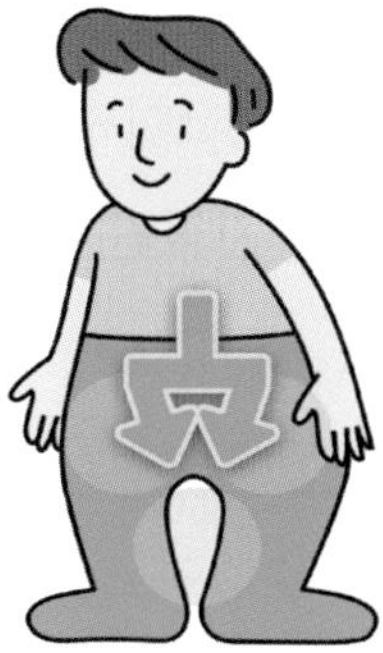

물론 살다 보면 여러 가지 이유로 체형은 변할 수 있으므로 체질을 구분하는 절대적인 기준이 될 수는 없다. 심리적인 성향이나, 컨디션이 떨어지면 나타나는 증상, 병의 양상과 같은 다른 여러 가지 사항들을 같이 고려하여야 한다. 그래도 몸에서의 상대적인 비율을 통해 참고할 수 있다.

아이들의 몸은 대체로 머리가 큰 편이어서 몸의 비율로 체질을 판단하기 어렵다. 아이들의 성장을 몸의 비율과 체질로 살펴보면, 태어날 때는 머리가 커서 당연히 태양기가 우세하다. 자라면서 소양기의 가슴, 태음기의 배, 소음기의 엉덩이가 차차 발달하게 된다. 몸의 발달이 머리에서 다리의 방향으로 이루어지기 때문이다.

몸 안에서의 기의 편차는 신체적인 발달뿐 아니라, 마음의 기능이나 감정과 같은 보이지 않는 기운에도 차이를 보인다. 마음의 기능은 몸과 달리 보이지 않아서 표현하기가 어렵다. 마음의 기능을 구분해 보면, 외부세계에서 정보를 얻는 '인식과정'과 여러 가지 통합의 과정을 통해서 결정하고 행동하게 하는 '판단과정'으로 나눌 수 있다.

인식하는 방법에는 오감을 통해 직접적인 경험을 통해 인식을 하는 '감각' 기능과 육감을 통해 순간적으로 본능적으로 인식을 하는 '직관' 기능이 있다. 판단하는 방법에는 논리적인 흐름을 통해 이성적인 판단을 하는 '사고' 기능과 주변 사람들의 반응과 상황의 변수를 고려해서 배려하며 판단하는 '감정' 기능이 있다. 인식과 판단이라는 기준으로 마음의 기능을 구분하면 직관적인 인식은 태양, 감각적인 인식은 태음과 관련되고, 감정적인 판단은 소양, 사고적인 판단은 소음의 기능과 유사하다.

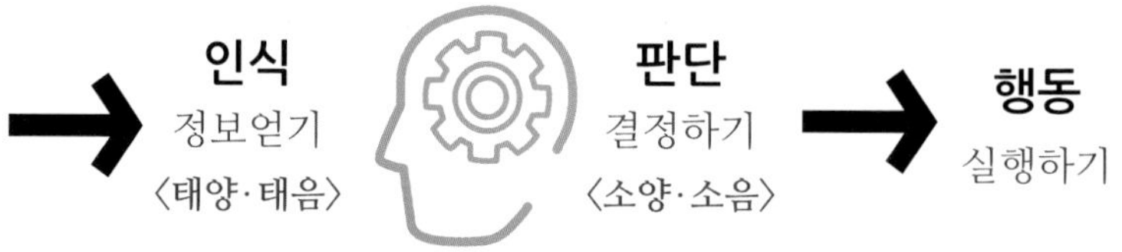

태양과 태음은 인식하는 기능의 차이에 대한 구분이다.

태양의 인식은 바깥을 향해 위로, 사방으로 고루 퍼지는 기운을 통해 세상을 살핀다. 귀를 쫑긋하게 세우고 주변을 파악하는 직관적인 인식과 유사하다. 순간적으로 '척하면 척' 하고 알고, 큰 그림을 그리면서 상황을 파악한다. 미래의 가능성을 파악하는 안목이 있다. 직접 경험하지 않아도 알 수 있다. 항상 바깥 세계를 향해 에너지를 사용하면서 애쓰고 있어서 과로하기 쉽고 에너지가 고갈되는 상황에 자주 이르기도 한다. 기의 움직임이 바깥으로 향하는 모습은 다이아의 모양과 같다. 빨간색은 바깥으로 향하는 양의 에너지의 방향성을 의미하고, 네 변이 같은 다이아는 공평무사하고 직관적인 인식을 상징한다. 그래서 태양의 직관적으로 인식하는 기능은 '다이아'라고 한다.

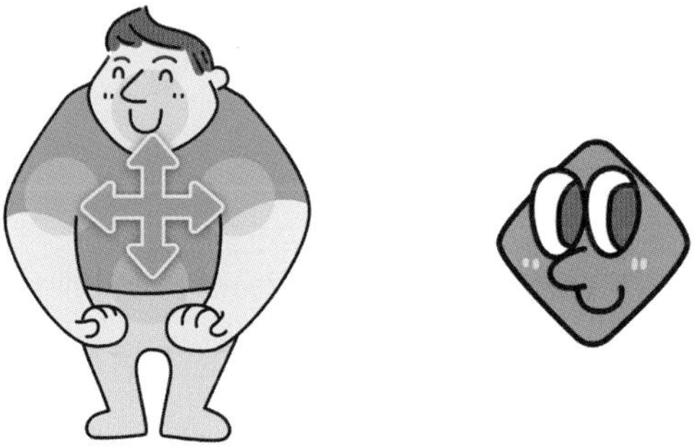

태음의 인식은 모든 것을 몸 안에 모아서 수집하는 기운을 통해 정보를 얻고 축적하여 세상을 살핀다. 오감을 통한 주변의 파악, 특히 코로 냄새를 맡고, 손으로 접촉하면서 주변의 다양한 정보를 얻는 감각을 통한 인식과 유사하다. 충분한 정보가 모아지고 나서야 분류가 되고 정리가 된다. 실용적인 현실감각을 가지고 있고, 꾸준함과 끈기가 탁월하다. 안으로 모든 것을 블랙홀처럼 흡수하는데,

정도가 과하면 정체가 생기기 쉽다. 기의 움직임이 안으로 모이고 쌓이는 크로바의 모양과 같다. 파란색은 안으로 모이는 음의 에너지의 방향성을 의미하고, 세 개의 원으로 구성된 크로바는 수집과 축적을 통한 감각적인 인식을 상징한다. 그래서 태음의 감각을 통해 인식하는 기능은 '크로바'라고 한다.

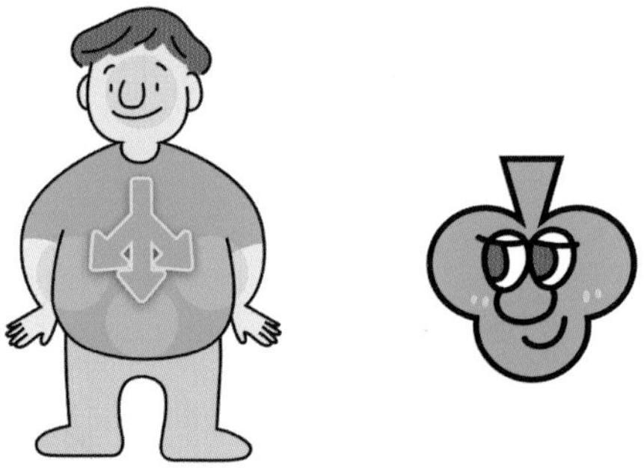

소양과 소음은 판단하고 결정하는 기능의 차이에 대한 구분이다.

소양의 판단은 바깥을 향해 위로 그리고 주변을 살피는 기운으로 다른 사람들의 마음을 느끼면서 결정하는데, 가슴의 받아들이는 감정적인 판단과 유사하다. 다른 사람들이 좋아하고 본인도 좋아하는 방향으로 결정을 하고, 사람들의 반응을 살피며 분위기를 맞추어 적절한 행동을 한다. 타인을 배려하는 온화한 마음을 가지고 있고, 사람들 사이에 인정이 많다. 순발력, 적응력 그리고 순간적인 집중력이 뛰어나나 상대적으로 지구력이나 꾸준함은 모자란 편이다. 기의 움직임은 바깥으로 향하면서 주변에 두루 영향을 끼치는 하트의 모양과 같다. 빨간색은 양의 방향으로 다른 사람들의 감정을 배려

한다는 의미도 있다. 다른 사람들의 감정을 살피면서 판단하고 결정한다는 의미로, 마음을 의미하는 빨간 '하트'의 상징과 통한다. 그래서 소양의 감정에 의한 판단기능을 '하트'라고 한다.

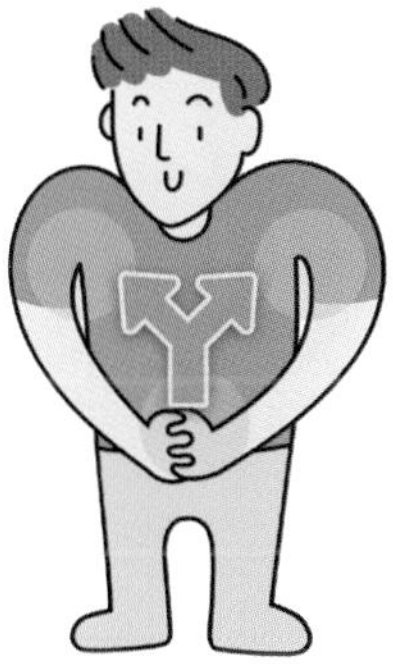

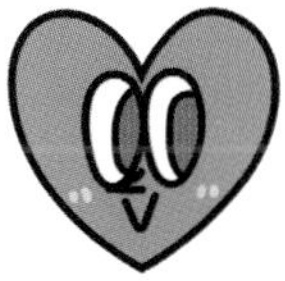

소음의 판단은 안으로, 그리고 아래로 수렴하는 기운으로, 충분한 시간을 두고 음미하며 내가 이해할 때까지 생각하고 판단하는데, 뇌의 이성적인 사고에 의한 판단과 유사하다. 다른 사람들의 반응보다는 내가 우선 납득이 가고 이해가 되어야 행동을 할 수 있다. 논리적 분석력이 뛰어나고 생각의 깊이도 깊다. 반면 나의 생각이 정리되기 위한 시간이 필요해서, 순발력이 필요한 그때그때 대처하는 결정은 힘들어하며, 집중이 과하면 오목가슴 아래 부분에 정체가 생기면서 소화기에 문제가 생기기 쉽다. 기의 움직임은 안으로 깊이 움직인다. 한 곳에 집중하여 파는 스페이드의 모양과 같다. 파란색은 음의 방향으로 안으로 깊이 기운이 모임을 의미한다. 스스로 이해할 때까지 충분히 생각하고 고민하고 납득이 간 후 결정하는 이성적인 판단은 파란 '스페이드'의 상징과 통한다. 그래서 소음의 사고 기능에 의한 판단기능을 '스페이드'라고 한다.

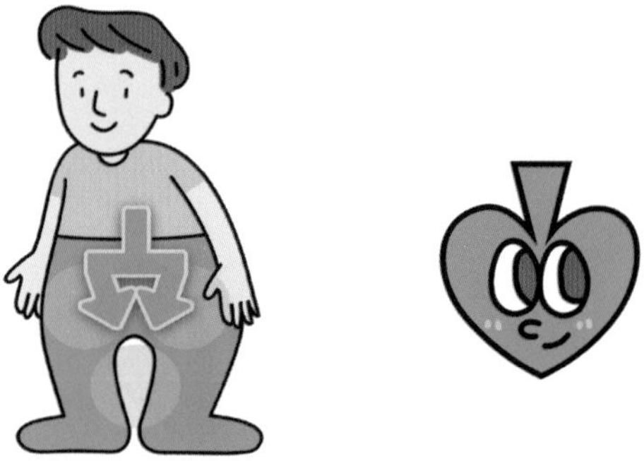

기의 편차에 따른 몸과 마음의 다름을 그림으로 표현해보면, 결국 이런 그림이 만들어진다.

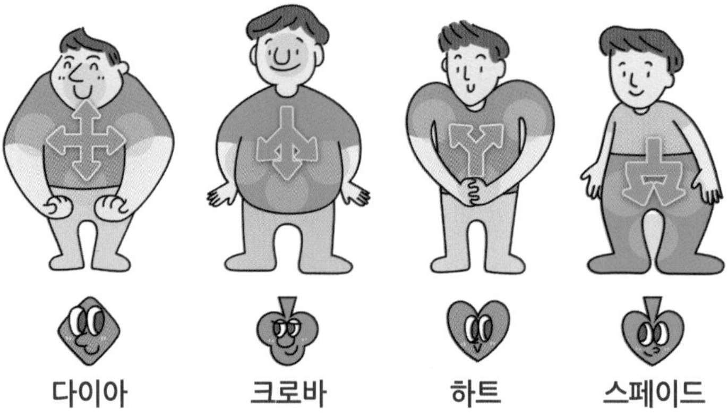

다이아인, 크로바인, 하트인, 스페이드인 이라고 한다.

다이아인과 크로바인은 세상을 받아들이고 인식하는 방법이 서로 다른 사람이고, 하트인과 스페이드인은 세상에 적응하면서 판단하고 결정하는 방법이 서로 다른 사람이다.

에필로그

한의사가 되고 나서 한방소아과를 선택한다고 했을 때 주위 어른들은 의아하게 생각했다. 한마디로 인기 없는 분야를 왜 전공하냐는 것이었다. 당시만해도 일반 개인 한의원에 아이를 데리고 가는 경우는 드물었다. 연령에 따라 보약 한두 첩 먹이거나 밥을 잘 안 먹을 때 침 한번 맞히러 아이를 데려가는 곳, 정도로 인식되던 때였다.

하지만 이런 일반적인 인식과는 달리 이미 한방소아과에는 여러 질환으로 고생하는 아이들이 방문하고 있었다. 뇌혈관기형인 모야모야 병으로 진단받아 치료받던 아이도 있었고, 소아 류마티스 관절염으로 무릎이 부어 걷기가 힘들었던 아이, 강직성 척추염으로 일상생활이 힘들었던 아이도 기억이 난다. 이들은 오랜 병원 치료에도 호전이 더디었던 아이들이다. 그런 아이들이 한의학적인 치료로 좋아지는 것을 많이 보았다. 아이들이 건강을 회복하고 부모님들의 표정이 밝아지는 모습을 보면서 한방소아과 분야를 전공하기로 결정하였다.

돌이켜보면 그 때 전공분야를 너무 잘 선택했다. 아이들이 좋아지는 모습을 보며 보람도 느낄 수 있었고, 한의학적인 치료가 아이들에게 근본적이고 건강한 치료임을 확신할 수 있었다. 그래도 한때 불안감이 생겼던 시기도 있었다. 출생하는 아이 수가 적어 한방소아과를 찾는 아이들이 줄어들 것이라는 전망 때문이었다. 하지만 이런 예상은 보기 좋게 빗나갔다. 여전히 한방소아과를 찾는 아이들이 많다. 밥을 잘 안 먹고 성장이 더딘 아이에서부터 병원 약을 오래 복용해도 콧물, 기침, 가래 등이 계속되는 아이들, 알레르기 질환으로 고생하는 아이들이 내원한다. 영양의 과잉으로 생기는 소아비만이나 성조숙증은 물론 스트레스로 인한 분노발작이나 틱으로 고생하는 아이들, 체력 소모가 많아 산만해 지거나 밤에 소변을 실수하는 아이 등 다양하다.

이렇게 한방소아과에 아이를 데리고 방문하는 이유는 어디에서도 아이들의 문제를 속 시원하게 해결해주지 못했기 때문일 것이다. 병원에서도, 인터넷에서도, 주위 부모 모임에서도 마찬가지다. 게다가 모든 부모는 육아 초보인 이유도 있다. 아이를 많이 낳든 적게 낳든 상관없다. 큰 아이를 키운 경험이 작은 아이에게 그대로 적용되지 않는다. 옆집 아이는 물론이고 심지어 쌍둥이도 다르다. 큰 아이는 너무 먹어서 걱정인데, 작은 아이는 너무 안 먹어서 문제다. 한 아이는 너무 활달해 산만해 보이기까지 하지만 다른 아이는 숫기가 너무 없어 걱정이다.

문제 해결의 출발은 아이들의 다양성을 인정하는 것부터 시작해야 한다. 이와 함께 철저히 아이 입장에 서야 한다. 아이들은 성인의 축소판이 아니고, 어른의 시각으로 해결하려고 하면 잘 되지 않는다. 노련한 보석 세공사(부모)는 본인 뜻대로 원석(자녀)을 가공하지 않는다. 원석이 가지고 있는 특별함이 잘 드러날 수 있도록 도울 뿐이다. 그렇다고 육아가 너무 힘들다고 지레 겁먹을 필요는 없다. 아이들 성향이 다르더라도 비슷한 발달단계를 거치기 때문이다. 알맞은 시기에 아이들이 꼭 발달해야 할 것들에 대해 조금만 관심을 가지면 아이도 건강하고, 부모도 아이들을 돌보는 것이 좀 더 편해질 수 있다. 그 동안의 진료 경험을 바탕으로 한의학적인 관점에서 아이 발달 단계별로 부모가 유의해서 보아야 할 것과 각 시기별로 많은 아이들이 고생하는 질환을 이 책에 담으려고 노력하였다. 많은 부모에게 육아의 길잡이가 되었으면 좋겠다.

글쓰기는 두려움이다. 혹시 '내가 쓰는 글이 틀렸으면 어떻게 하나' 하는 두려움도 있고, '글로 인해 마음에 상처를 입는 사람이 있지는 않을까'도 두렵다. 무엇보다도 내 지식 밑천을 다 드러내 보이는 것 같아 두렵다. 많은 사람들 앞에서 홀로 벌거벗겨진 느낌이다. 그래도 아이들 치료에 고민하고 부모들과 아이에 대해 이야기하면서 얻은 경험이 자산이라는 작은 자신감으로 이 책을 끝마칠 수 있었다.

책의 뼈대를 만들고 내용에 대해 이야기하면서 같이 써 보자고 제안한 친구이자 동료인 현경철 병원장이 고맙다. 현 병원장의 시도와 도움이 없었다면 책을 쓴다는 것은 엄두도 내지 못했을 것이다. 글쓰기 초보를 독려하면서 독자 입장에서 글이 좀 더 쉽고 매끄러운 문장이 될 수 있도록 도와준 송세진 작가님, 마지막까지 멋진 책으로 출판될 수 있도록 도와준 최현주 작가님, 항상 진료가 매끄럽게 되도록 도와주고 글쓰기를 응원해 준 한방병원 식구들에게 감사를 드린다. 그리고 같이 아이를 키우면서 육아에 대해 함께 고민해 준 아내와 몸과 마음 모두 건강하게 자라 준 두 딸에게도 감사의 마음을 전한다.

2020년 11월

대표원장 이 훈